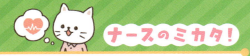

ナースのミカタ！

一瞬で読める！
モニター心電図

聖マリアンナ医科大学副理事長
三宅良彦 著

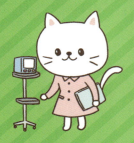

ナツメ社

はじめに

　診療においては、医療人のもつ知識と技術、人とのコミュニケーションなどすべてを利用して患者さんに最もふさわしい医療を選択し、提供します。最近ではICTやAIの力を借りることも多くなってきましたが、これらを総合的に取り入れて実行するのが医療人の使命となります。そのため、知識、技術、コミュニケーションなどを常に磨いておく必要があります。

　心電図学はほぼ完成された古いものともいえますが、その進歩は留まるところを知りません。ましてや、その周辺の関連領域、たとえばカテーテル・アブレーションや心臓ペースメーカーは想像を超えた発展を遂げています。さらに遺伝子学や再生医療も進歩しており、心電図学は拡大する一方です。

　不整脈治療としてカテーテル・アブレーションを受けたことがある患者さん、心臓ペースメーカーを植込んでいる患者さんはどの病棟でも見かけますし、虚血性心疾患のため冠動脈のインターベンション治療を受ける患者さんも少なくありません。病棟、手術室、救急外来でこのような患者さんの診療を行うとき、モニター心電図は非常に心強い味方となります。

　本書は看護師など看護系医療人に向けたモニター心電図の平易な解説書です。臨床の場で初めてモニター心電図に接する人、過去に取り扱った経験はあるが長くその現場から離れていた人などを対象としています。

　基本は丁寧に説明してあります。最先端の情報も所々に書き添えました。本書を繰り返して読み、眺め、また臨床現場で診断の難しい心電図に出くわしたならば、再度、紐解いていただきたい。本書が皆さんのケアに少しでも役立つこととなれば、幸いです。

三宅良彦

もくじ

第1章 これだけ！モニター心電図 ... 9

緊急処置が必要な不整脈とまぎらわしい波形 ... 10
注意深い観察が必要な不整脈① ... 12
注意深い観察が必要な不整脈② ... 14
ミヤケの目　モニターの見方 ... 16
重篤不整脈への対処 ... 22
緊急処置のポイント ... 24
注意深いモニター管理が必要な病態 ... 26

第2章 心電図の基礎知識 ... 27

心電図とは ... 28
波形が意味するもの ... 30
刺激伝導系とは ... 32
正常波形とは ... 36
P波 ... 38
QRS波 ... 39
T波 ... 42
U波 ... 44
PQ間隔（時間） ... 45
ST部分 ... 46
QT間隔（時間） ... 47
心拍数の求め方 ... 49
モニター心電図とは ... 53

心筋細胞の電気的活動と心電図の関係 ⋯⋯⋯⋯⋯⋯⋯⋯ 65

上達の早道 ⋯⋯⋯⋯⋯⋯⋯⋯⋯⋯⋯⋯⋯⋯⋯⋯⋯⋯⋯⋯⋯ 68

心電図の種類 ⋯⋯⋯⋯⋯⋯⋯⋯⋯⋯⋯⋯⋯⋯⋯⋯⋯⋯⋯⋯ 73

✓理解度チェック ⋯⋯⋯⋯⋯⋯⋯⋯⋯⋯⋯⋯⋯⋯⋯⋯⋯⋯ 78

ちょっと一言 J波って何？ ⋯⋯⋯⋯⋯⋯⋯⋯⋯⋯⋯⋯⋯ 80

第3章 不整脈の波形 ⋯⋯⋯⋯⋯⋯⋯⋯⋯⋯⋯⋯⋯ 81

正常洞調律 ⋯⋯⋯⋯⋯⋯⋯⋯⋯⋯⋯⋯⋯⋯⋯⋯⋯⋯⋯⋯ 82

症例❶ ⋯⋯⋯⋯⋯⋯⋯⋯⋯⋯⋯⋯⋯⋯⋯⋯⋯⋯⋯ 82

症例❷ R波の陰性部分が大きいもの ⋯⋯⋯⋯⋯⋯ 84

症例❸ QRS波が小さいもの ⋯⋯⋯⋯⋯⋯⋯⋯⋯ 85

症例❹ 洞性不整脈（呼吸性不整脈） ⋯⋯⋯⋯⋯⋯ 86

洞性頻脈 ⋯⋯⋯⋯⋯⋯⋯⋯⋯⋯⋯⋯⋯⋯⋯⋯⋯⋯⋯⋯⋯ 87

症例❶ ⋯⋯⋯⋯⋯⋯⋯⋯⋯⋯⋯⋯⋯⋯⋯⋯⋯⋯⋯ 87

症例❷ 洞性頻脈に近い症例 ⋯⋯⋯⋯⋯⋯⋯⋯⋯ 89

洞性徐脈 ⋯⋯⋯⋯⋯⋯⋯⋯⋯⋯⋯⋯⋯⋯⋯⋯⋯⋯⋯⋯⋯ 90

症例❶ ⋯⋯⋯⋯⋯⋯⋯⋯⋯⋯⋯⋯⋯⋯⋯⋯⋯⋯⋯ 90

症例❷ 高度な徐脈 ⋯⋯⋯⋯⋯⋯⋯⋯⋯⋯⋯⋯⋯⋯ 92

✓理解度チェック ⋯⋯⋯⋯⋯⋯⋯⋯⋯⋯⋯⋯⋯⋯⋯⋯⋯ 93

上室(性)期外収縮 ⋯⋯⋯⋯⋯⋯⋯⋯⋯⋯⋯⋯⋯⋯⋯⋯⋯ 95

症例❶ ⋯⋯⋯⋯⋯⋯⋯⋯⋯⋯⋯⋯⋯⋯⋯⋯⋯⋯⋯ 95

症例❷❸❹ 形の異なる3種類の上室(性)期外収縮 ⋯ 97

症例❺ P波のない上室(性)期外収縮 ⋯⋯⋯⋯⋯⋯ 99

心室(性)期外収縮 ⋯⋯⋯⋯⋯⋯⋯⋯⋯⋯⋯⋯⋯⋯⋯⋯⋯ 100

症例❶ ⋯⋯⋯⋯⋯⋯⋯⋯⋯⋯⋯⋯⋯⋯⋯⋯⋯⋯ 100

症例❷ 多形性(多源性)心室(性)期外収縮 ⋯⋯⋯⋯ 102

- **症例❸** 3連発の心室(性)期外収縮 — 103
- **症例❹** R on T型の心室(性)期外収縮 — 104

心室頻拍 — 105
- **症例❶** — 105
- **症例❷** 持続する心室頻拍 — 107

トルサード・ド・ポアンツ — 108

✓理解度チェック — 110

心室細動 — 113

ちょっと一言 野球のボールが胸に当たって心室細動が発現！ — 115

無脈性電気活動 — 116

心静止 — 118

✓理解度チェック — 120

発作性上室頻拍 — 122

心房細動 — 126
- **症例❶** — 126
- **症例❷** f波がはっきりしない心房細動 — 128

心房粗動 — 129
- **症例❶** — 129
- **症例❷** 心房粗動(4:1伝導と2:1伝導が混在したもの) — 131

洞不全症候群 — 132
- **症例❶** — 132
- **症例❷** 洞停止 — 134
- **症例❸** 洞房ブロック — 135
- **症例❹** 徐脈頻脈症候群 — 136

✓理解度チェック — 137

1度房室ブロック — 140

ウェンケバッハ型2度房室ブロック — 142

モビッツⅡ型2度房室ブロック — 144

3度房室ブロック(完全房室ブロック) ……………………………… 146

✅ **理解度チェック** …………………………………………………… 148

WPW症候群 ……………………………………………………………… 150

症例❶ 150

症例❷ WPW症候群の発作性上室頻拍 153

症例❸ WPW症候群の発作性心房細動 154

脚ブロック ……………………………………………………………… 156

症例❶ 156

症例❷ 完全左脚ブロック 158

✅ **理解度チェック** …………………………………………………… 160

アーチファクト ………………………………………………………… 163

症例❶ 163

症例❷ 体動による筋電図の混入 165

症例❸ 歯みがきによる筋電図の混入 166

症例❹ 電極外れ 167

✅ **理解度チェック** …………………………………………………… 168

ちょっと一言 モニター心電図と仲良くしよう！ ………………… 170

第4章 不整脈の誘発につながる心電図異常 … 171

不整脈の発現と関連する心電図異常 ………………………………… 172

QRS波の異常 …………………………………………………………… 173

ST部分の異常 …………………………………………………………… 177

T波の異常 ……………………………………………………………… 185

QT間隔(時間)の異常 ………………………………………………… 190

U波の出現 ……………………………………………………………… 196

- ✓ 理解度チェック ··· 199
- ちょっと一言 良好なケアを行うために、看護師に求められること ··· 204

第5章 不整脈への対処 ··· 205

- 不整脈への基本対応 ··· 206
- 抗不整脈薬 ··· 209
- ちょっと一言 心不全治療薬としてのジギタリスの歴史 ··· 214
- ちょっと一言 ワルファリン投与中に納豆はNG！ ··· 218
- 電気ショック ··· 219
- ちょっと一言 電気ショック=「DC（ショック）」は間違い？ ··· 222
- ✓ 理解度チェック ··· 225
- 心臓ペースメーカー ··· 227
- 植込み型除細動器（ICD） ··· 244
- カテーテル・アブレーション ··· 247
- 一次救命処置（BLS） ··· 250
- 二次救命処置（ALS） ··· 253
- ちょっと一言 東京マラソンでも大活躍している AED ··· 255
- ✓ 理解度チェック ··· 256
- ちょっと一言 医療の進歩はさらに加速 ··· 260

- ● 参考図書 ··· 261
- ● 頻出略語一覧 ··· 262
- ● 索引 ··· 266

第 1 章

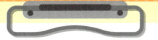

これだけ！モニター心電図

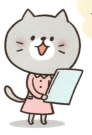

本書の重要な
エッセンスだけを
凝縮しました

緊急処置が必要な不整脈とまぎらわしい波形

緊急処置が必要な不整脈

① 心室細動 → P.113　　除細動が必要

② 心室頻拍 → P.107　　除細動が必要

③ 心静止 → P.118　　除細動不可

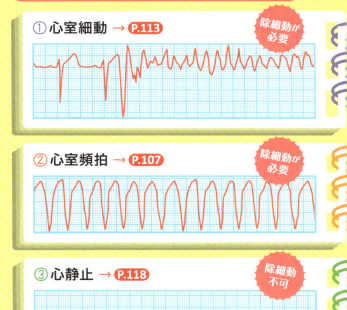

モニター心電図による管理は、まずは**死に直結している3つの超危険波形**を頭に叩き込むことから始まります。

まぎらわしい波形

① アーチファクト（体動） → P.165

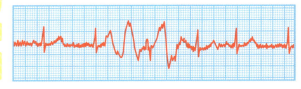

② アーチファクト（歯みがき） → P.166

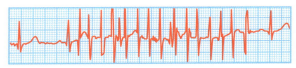

③ アーチファクト（電極外れ） → P.167

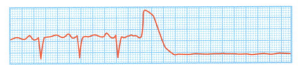

注意深い観察が必要な不整脈①

① WPW症候群の発作性上室頻拍 → P.153

② WPW症候群の発作性心房細動 → P.154

③ 3度房室ブロック（完全房室ブロック） → P.146

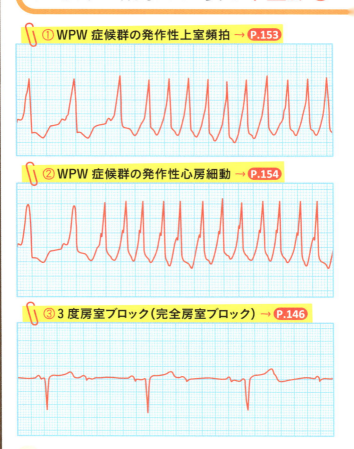

医師に報告して指示を仰ぐ余裕はありますが、予断を許さない危険波形です。

④ 洞停止 → P.134

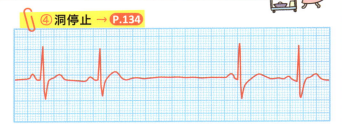

⑤ 洞房ブロック → P.135

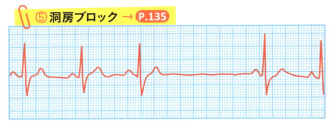

⑥ 徐脈頻脈症候群 → P.136

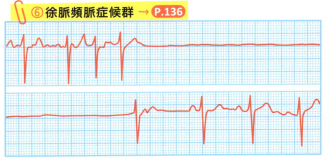

※上下段は連続

注意深い観察が必要な不整脈②

⑦ コントロールされていない心房粗動 → P.129

⑧ コントロールされていない心房細動 → P.126

⑨ 多形性(多源性)心室(性)期外収縮 → P.102

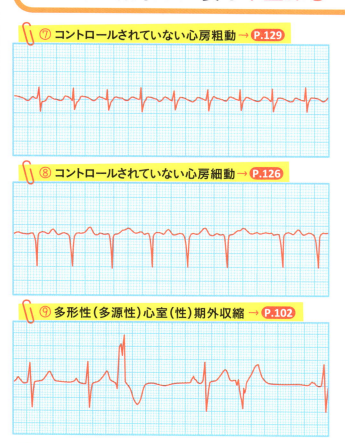

医師に報告して指示を仰ぐ余裕はありますが、予断を許さない危険波形です。

⑩ 3連発の心室（性）期外収縮 → P.103

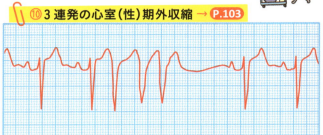

⑪ R on T 型の心室（性）期外収縮 → P.104

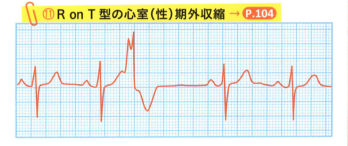

これだけ押さえればひと安心！

ミヤケのモニターの見方

ベテランナースはどのようにモニターを見ているか、確認の手順をチャートにまとめました。

◎ ルーチンとしたい確認の手順

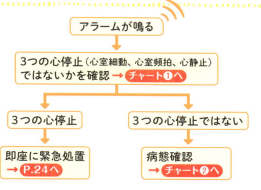

◎ モニター管理における3箇条

① アラームは必ず設定すること
② アラームが鳴ったら必ずモニターを確認すること
③ 3つの心停止を見逃さないこと

絶対に見逃してはいけない3つの心停止
❶ 心室細動　❷ 心室頻拍　❸ 心静止

チャート① 3つの心停止の判定手順

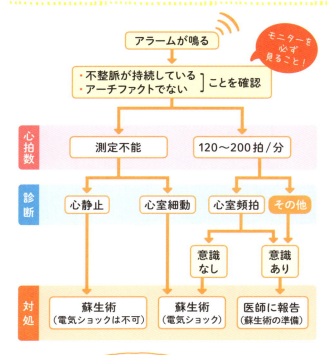

アラームが鳴ったら
まずこのチャートに則って
3つの心停止
（心室細動、心室頻拍、心静止）
に該当しないかを
確認してください

チャート❷-1 "RR間隔が不整"の不整脈の判定手順

3つの心停止でないことがわかれば、時間的な余裕はあります。RR間隔を基準に病態を判定する手順を紹介します。

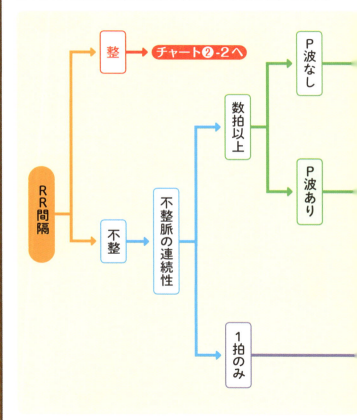

18

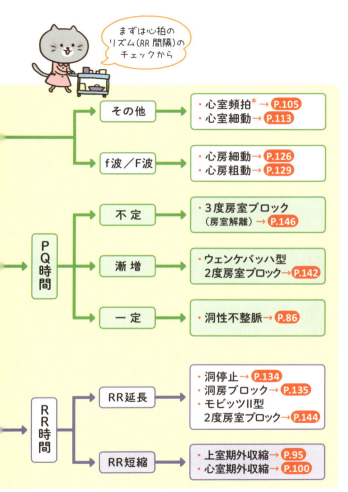

チャート❷-2 "RR間隔が整"の不整脈の判定手順

心拍のリズムが一定であれば心拍数に注目しましょう。P波とQRS波の数を比較すれば病態が絞り込めます。

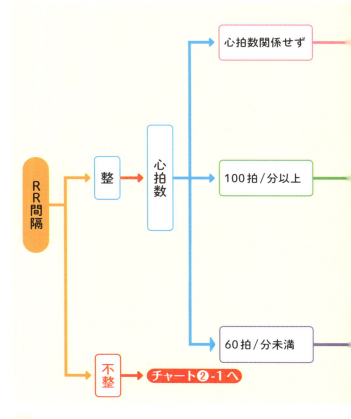

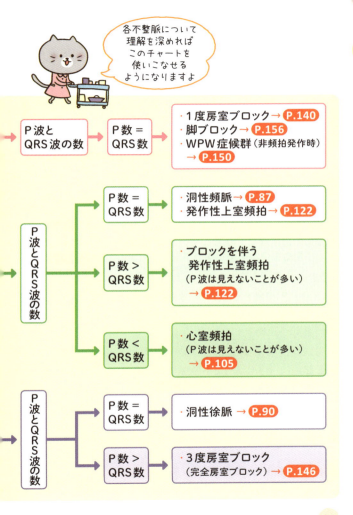

重篤不整脈への対処

モニター管理で役立つ情報を集めました。医師への報告では物怖じや遠慮は禁物です。必要最小限の情報を伝えられるよう訓練しましょう。

1 重篤不整脈の初期対処

▶ 重篤不整脈とは、以下の2つをいう。
　①放置すると死に至る、緊急処置が必要な不整脈（→P.10）。
　②①の超危険な不整脈に移行する可能性の高い不整脈、および生命を脅かす重篤な心不全をきたす不整脈（→P.12〜15）。

〈①②に共通する初期対処〉
　a）重篤不整脈をモニター心電図で確認する。
　b）患者の病態（バイタルなど）を短時間で評価する。
　c）医師へ連絡する。

〈①の場合の初期対処〉
▶ 上記a）、b）によって不整脈の診断を行い、ただちに近くの仲間とともに緊急処置（→P.24〜25）を施行しながら、1人が医師に連絡する。

〈②の場合の初期対処〉
▶ 上記a）〜c）を終えたあと緊急処置の準備を行う。

2 病態チェックのポイント

▶ 患者の状態・訴え

▶ 症状、バイタルを含めた身体所見
▶ モニター心電図を含めた検査所見
▶ 使用薬剤や処置の状況

> 変化の許容範囲は患者の病態によって異なるので前もって医師に確認しておきましょう

③ 医師への報告のポイント

[1] 疾患の重篤性
▶ 原疾患の重篤性に応じて判断。
▶ 重篤性の高い不整脈はただちに報告。
▶ 重篤な病態の患者では、病態悪化の可能性がある場合、軽微な不整脈でも報告。

【例】
- 心機能が異常に低い心不全患者⇒心拍数の増減に応じて報告
- 急性心筋梗塞の患者⇒心室期外収縮が多発するようになったら報告

[2] 報告する内容と報告のポイント

①主治医への報告のポイント
▶ 必要事項を的確かつスピーディに伝える。

②報告する内容
▶ 不整脈に関する見解
▶ 症状
▶ 心拍数、血圧、尿量などのバイタル

③尋ねられたら報告する事項
▶ PQ時間、QT時間、ST変化

④主治医以外の場合、追加報告が必要な事項
▶ 原疾患
▶ 病態の重症度
▶ 患者の病気への認識度

Point!
心拍数は必ず報告すること！

緊急処置のポイント

一刻を争う超危険波形は当然のこと、不整脈の処置は早ければ早いほどよい。万一に備え、独力でも実行できるよう手順を確認しておこう。

1 胸骨圧迫 P.251

▶ 心室細動、心室頻拍、心静止で施行(旧名「心臓マッサージ」)。

◆ 胸骨圧迫の手順

① モニター心電図で心停止(心室細動、心室頻拍、心静止)を強く疑ったらベッドサイドに駆けつける。心停止であれば、発症から4秒ほどで意識がなくなり、次いで心肺停止が起こり、時に全身のけいれんが伴う。

② 患者の状態をごく短時間で観察するとともに、動脈拍の触診を行って拍動のないことを確認。さらにベッドサイドのモニター心電図で心停止を再確認(②全体の所要時間:数秒)。

③ 看護師仲間を呼び集め、蘇生術を開始。まずは胸骨圧迫。「1秒でも早く開始すること」と「除細動まで中断しないこと」が肝腎。患者はベッド上で臥床であることが多いため、胸骨圧迫には力が必要。仲間は多いほうがよい。

④ 早急に電気ショックを行う(胸骨圧迫によって脳などへの血流が最低限確保されているのみであるため)。電気ショックを行うまで、胸骨圧迫は中断しない。

2 人工呼吸 P.251

▶ 病棟内や手術室など⇒ほぼ不要(医療施設内では医師がすぐに駆けつけるため)。

▶ 医療施設外⇒胸骨圧迫に加え、可能であれば人工呼吸を併用。

3 電気的除細動（電気ショック） P.219

▶「持続する心室細動」「トルサード・ド・ポアンツ」で施行。

▶ 電気的除細動器または自動体外式除細動器（AED）を用いる。どちらの機器を用いてもよい。

▶ AED は心静止ではスイッチを" on "にしても作動しないが、電気的除細動器は作動する。

4 体外式ペースメーカー P.229

▶ 重篤な徐脈性不整脈に対して使用する。

▶ 多くは透視可能な部署で施行する。

5 抗不整脈薬 P.209

▶ 不整脈の治療薬として投与する。

▶ ほとんどが何らかの副作用を有しており、投与中・投与後は厳重な管理が必要。副作用は、血圧低下や肝機能障害などのほか、不整脈誘発という正反対の副作用も時に発現する。

▶ 投与量や投与速度に十分な注意が必要。

6 救急カート

▶ 急変対応時の必要最低限の治療用物品、薬品の収納台車。

▶ 病棟、手術室、外来救急室など部署によってカート内の備品、薬品は異なる。

7 侵襲的治療、外科的治療

▶ 抗不整脈薬などの内科的治療が奏効しない重篤不整脈で、侵襲的治療や外科的治療が追加されることがある。

▶ 重篤な心室性頻脈に対するカテーテル・アブレーションや、外科的に不整脈の原因部位を削除・分離する手術などが該当。

注意深いモニター管理が必要な病態

心室頻拍や心室細動などに移行する危険性のある病態を集めた。これらの患者では、特に用心してモニター管理を行いたい。

注意深い観察が必要な不安定な病態

- 急性心筋梗塞
- 不安定狭心症
- 心不全の増悪期
- 急性心筋炎
- 心臓手術直後
- 高度な電解質異常、その治療開始期 など

重篤不整脈の発現の可能性がある病態

- 心筋症
- 二次性心筋症
- 虚血性心疾患
- 心不全
- 抗不整脈薬の投与開始期
- 高血圧性心疾患
- 心臓手術の既往
- 大動脈弁狭窄症
- 肺高血圧症 など

薬剤の変更、他の疾患の合併、あるいは手術などの侵襲が加わると危険度は高くなります

第 2 章

心電図の基礎知識

「知らないことが
あれば儲けモノ」
ぐらいの気持ちで
読んでください

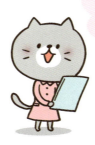

心電図とは

Point!
- ▶ 心臓の電気的変化を記録したもの
- ▶ 横軸は時間(秒)、縦軸は電位(mV)を表す
- ▶ 記録紙のマス目が示す数値を覚えておくと便利

心電図(Electrocardiogam：ECG)とは、心臓の微細でリズミカルな電気的変化を捉えて、時間を追って描き記した図の記録である(**図1**)。

図1 心電図の記録

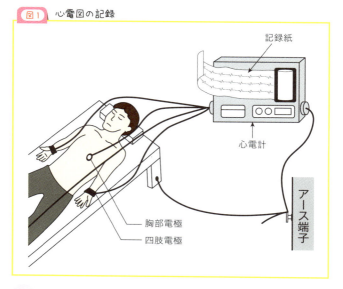

心臓の電気的変化は、一定の間隔で起こり、リズミカルであるため、記録紙*を一定のスピードで移動させて記録を行う。もし、記録紙を固定しておくと、上下に振れる電気的変化は1本の線としか記録されない。記録紙を一定のスピードで流すことによって、時間とともに変動するリズミカルな波形が記録されるのである。

用語解説
＊記録紙
心電図を記録するための方眼紙。気になる波形を見たときは記録紙に書き出すクセをつけることが重要。

記録紙は通常、1秒に25mm移動する。記録紙の小さなマス目は1辺1mmの正方形である。つまり、1秒に25マス（25mm）横に移動する。縦軸は通常、10マス（10mm）＝1mVとして記録する。このようにして記録すると、電気的変化（電位の変動）の"大きさ""形""リズム"が視覚的に認識できる（図2）。

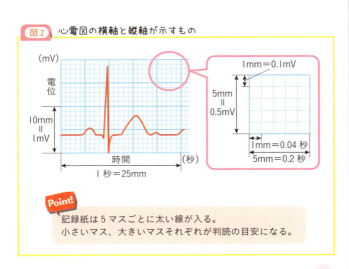

図2 心電図の横軸と縦軸が示すもの

Point!
記録紙は5マスごとに太い線が入る。
小さいマス、大きいマスそれぞれが判読の目安になる。

波形が意味するもの

Point!
- ▶ 波形は平坦な直線(基線)と上下の振れ(波)でできている
- ▶ 上下の振れは心房や心室の電気的変化の大きさを表している
- ▶ 健常成人の安静時には1秒に1回ほど振れが発生する

心電図を見ると、①平坦で直線的な部分(基線)と②上下の振れ(波)の一群から構成されている。どちらも心臓の電気的変化を示すものである(図3)。健常成人の安静時には約1秒に1回リズミカルに波形が出現する。

図3 基線と振れ(波)

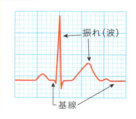

- ● 基線(平坦な直線)
  =電気的変化なし
- ● 振れ(波)=電気的変化あり

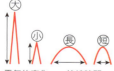

- ● 縦の振れ幅が大きい
  =電気的変化が大きい
- ● 横幅が広い=持続時間が長い

上下の振れ(波)はどのようにしてできるか

心電図は、身体の表面に電極を貼り付けて記録する(→ P.28)。心臓の電気的変化〔①電気的な興奮(脱分極 → P.67)と②興奮が回復(再分極 → P.67)する変動〕を取り込み、その信号を心電計*本体に送って心電図として描き記すという仕組みである。

図4 に示したように、心臓の電気的な興奮が電極に向かってくる(心臓から手前に向かってくる)場合は、心電図では「上向きの振れ(波)」として記録される。一方、電気的興奮が電極から遠ざかる興奮の場合は「下向きの振れ」として記録される。

用語解説

＊心電計

心電計心臓の活動に伴う心筋の電気変化を経時的に記録する装置。記録された波形が「心電図」である。

図4 振れ(波)の向きはこうして決まる

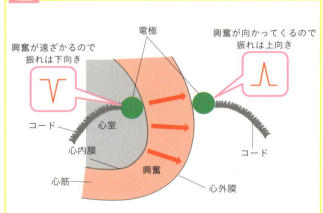

興奮(➡)は心内膜(心腔)側から心外膜側へ向かう

刺激伝導系とは

Point!
- ▶心臓がもつ、電気的興奮を生み出す独自のシステム
- ▶電気的興奮の伝達によって心筋は収縮・拡張する
- ▶電気的興奮が伝達される過程を記録したものが心電図

心臓は電気的興奮を生み出し、心臓の隅々まで伝える独自のシステムをもっている。<u>刺激伝導系</u>（図5）である。刺激伝導系を興奮が伝わることで心臓は収縮と拡張を繰り返し、血液が全身を循環する。

● **電気的興奮が伝わる流れ（刺激伝導系）**

①洞結節
↓
②心房
↓
③房室結節
↓
④ヒス束
↓
⑤右脚・左脚
↓
⑥プルキンエ線維
↓
⑦心室

心臓の電気刺激の変化を記録したものが心電図です

図5 刺激伝導系

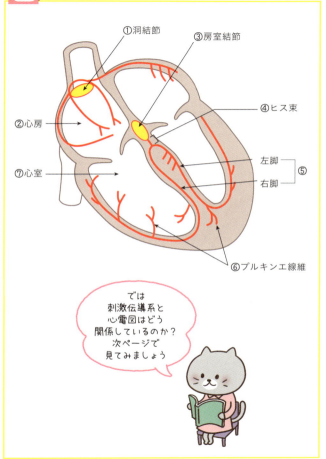

では刺激伝導系と心電図はどう関係しているのか？次ページで見てみましょう

図6 興奮の伝導と心電図波形の関係

①洞結節が興奮

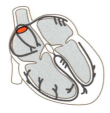

心電図上にはこの興奮の"波形"は出ない

②心房が興奮

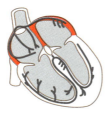
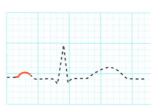

③房室結節が興奮

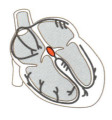
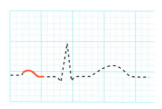

④ヒス束、右脚・左脚、一部のプルキンエ線維が興奮

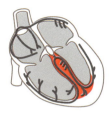
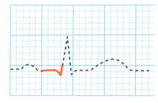

⑤心室が興奮

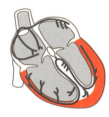
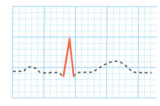

⑥心室の興奮が回復する（再分極する）

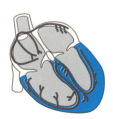
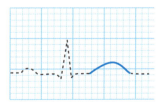

正常波形とは

Point!
- ▶ 正常波形を知らずに異常には気づけない
- ▶ 各波の基準値を知っておくこと
- ▶ 眼力を養うには知識と経験が必要

「正常」を知らずして「異常」に気づくことはできない。モニター心電図への恐怖心を取り除くには、まず何よりも「正常波形とはどういうものか」を知っておくことが重要である。

図7 正常波形

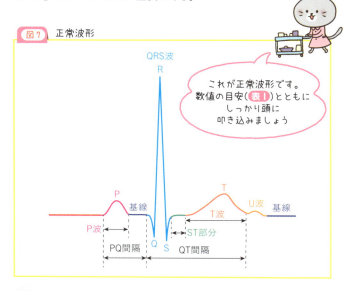

これが正常波形です。数値の目安（表1）とともにしっかり頭に叩き込みましょう

表1　正常の目安となる基準値

P波	幅	0.08～0.11秒（小2.5マス）
	波の高さ	0.25mV（小2.5マス）以内
QRS波	幅	0.08～0.10秒（小2.5マス）以内
T波	形	通常、QRS波と同じ方向
PQ間隔（時間）		0.12～0.20秒（小3～5マス）
QT間隔（時間）		0.35～0.44秒（小8.5～11マス）

「正常波形」の「正常」とは、**電気的興奮が刺激伝導系に乗ってリズム良く伝達される**ことを意味する。正常であれば、心電図を構成する各波（の数や形状）がすべて正常範囲内である。

「正常」と「正常ではない」ものを見きわめる**眼力を養うには、知識と経験が必要である**。臨床の現場で多くの心電図に接すること、また本書を繰り返し紐解くことが上達の近道である。

Point!

〈異常が起きる3つのポイント〉
① 洞結節が正常に興奮しない〔振れ〕（波）の数またはリズムが正常でない〕
② 洞結節の興奮（刺激）が刺激伝導系のいずれかにおいて的確に伝わらない（伝導が正常でない）
③ 正常ルートで伝導する興奮のほかに、別の部位で興奮が発生している（異所性の興奮）

> 命に関わる超緊急波形と正常波形をしっかり頭に叩き込んでおけば、モニター心電図に対する恐怖心はなくなります

P波

Point!
- ▶ 正常波形の<u>一番はじめに出る波</u>
- ▶ <u>心房</u>の電気的興奮を表す
- ▶ 時に2つの山頂をもつ

P波は、<u>洞結節から出た電気信号が心房全体に伝わる</u>様子を表したものである。

心房は右心房と左心房から構成されているため、P波は両心房の興奮が合算されたものである。心房の興奮は右心房から始まり、その後、左心房が少し遅れて興奮する。

P波をよく見ると、時に2つの"山頂"をもっていることがある。前方の山が右心房、後方が左心房である(図8)。

図8 P波のできるしくみ

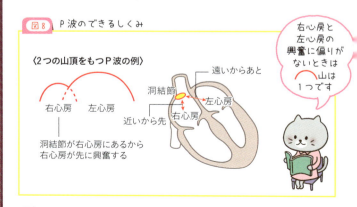

右心房と左心房の興奮に偏りがないときは山は1つです

38

QRS波

▶ P波の次に出る一番大きな波
▶ 心室の電気的興奮を表す
▶ 大きな振れは大文字、小さな振れは小文字で記す

QRS波は、心室が電気的に興奮（脱分極 →P.67）して起こる波形の名称である。さまざまな形のものがあるが、すべてQRS波と呼ぶ。QRS波は2～3の成分からなることが多く、振れる方向によって成分を「Q」「R」「S」を用いて表す。大きな振れは大文字（Q、R、S）、小さな振れは小文字（q、r、s）で表記する（図9）。

図9 Q、R、S波の表記ルール

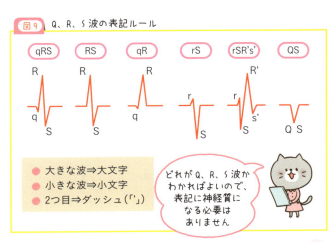

● 大きな波⇒大文字
● 小さな波⇒小文字
● 2つ目⇒ダッシュ（「'」）

どれがQ、R、S波かわかればよいので、表記に神経質になる必要はありません

Q、R、S波の名づけ方

Q波（q波）は、QRS波において最初の振れが下向きであった場合にのみつける名称である。心電図ではQ波のないQRS波はよく見かけるが、Q波がない場合でも、「QRS波」と称する。
R波は上向きの振れの名称であり、S波はQ波以外の下向きの振れを意味する。R波とS波は複数存在することがあり、1つ目はそれぞれ「R」「S」と記し、2つ目はそれぞれ「R'」「S'」と記す。

- 下向き→Q波
- 上向き→R波
- 下向き→S波

きわめて機械的に名付けられています

Step UP　Q、R、S波はどのようにして起こるか

心室筋の興奮は心室中隔の筋から始まる。この心室中隔の興奮は、中隔の左心室の内腔面（内膜側）から右心室側へ移る。つまり、心室中隔の興奮は身体の左上から右下の方向へ向かうことになる。標準12誘導心電図のⅠ、aV_L、V_6誘導などではこれらの電極から興奮が遠ざかるように起こることになるため、q波が出現することになる（図10）。一方、V_1誘導ではその興奮が手前に向かうため、小さいr波が出現することになる。
心室中隔が興奮したのち、興奮は右脚、左脚を通して両方の心室に伝わる。そして、右心室、左心室ともに心室壁の興奮は心室内腔（心内膜）側から心外膜側に向かう。そのため、aV_R誘導以外のすべての誘導では通常、興奮が電極に向かってくるため、どの誘導でもR波が出現するはずである。しかし、右心室と左心室の心筋層を比較すると後者が厚いため、左心室の興奮が大きく、右心室は小さい。前述したように、電極で捉える興奮は近くのものだけでなく心臓全体であるため、右心室の小さな興奮と左心室の大きな興奮の合成が実際の波形となる。

図10 Q、R、S波と心臓の興奮の関係性

① 心室中隔が興奮
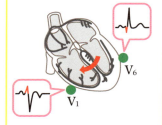

② 心室中隔から心室へ移る
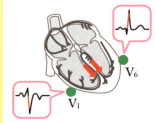

③ 心室が興奮
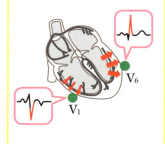

④ 心室の興奮が回復する
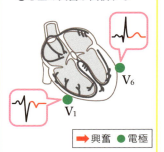

➡ 興奮 ● 電極

波形から心臓の動きまで連想できると一人前です

T波

Point!
- ▶ P波、QRS波に続く波
- ▶ 心室筋の興奮が鎮まるときの電気的変化(再分極)を表す
- ▶ QRS波の主成分と同じ向きの波形

T波は、心室筋が興奮(QRS波が出現)したあと、元に戻る(回復する(再分極 →P.67))ときの電気的変化である。

細胞単位で見ると、電位の振れは興奮のあと、元に戻るときには下向き(興奮とは逆向き)となる。しかし、実際の心電図では、T波の振れは上向きである。その機序は次のように説明される。心室筋の興奮は心室腔(心内膜)側から心外膜側に向かうが、回復はこれとは逆に心外膜側から心内膜側に向かう。このように逆に向かうため、T波は上向きとなる(図11)。

- 興奮＝QRS波
- 興奮の鎮静(回復)＝T波

心室が興奮状態から元に戻る過程を示すのがT波です

図11　QRS 波と T 波のでき方

● QRS波のでき方
心室筋の興奮(脱分極 → P.67)は心内膜側から心外膜側へと向かう。
心外膜側に置いた電極(●)で捉えた波形は陽性となる。

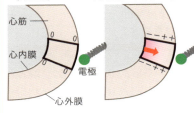

● T波のでき方
興奮の回復(再分極)は心外膜側から心内膜側へ向かう。
心外膜側に置いた電極(●)で捉えた波形は陽性となる。

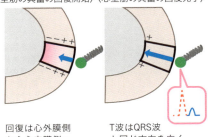

 ＝興奮　　➡ 興奮とその向き　　⬅ 回復とその向き

U波

Point!
- ▶ T波のあとに時に認められる
- ▶ T波と同じ向きであることが多い
- ▶ 陰性U波が現れたときは要注意

U波はT波のあとに時に認められる小さな振れである。T波と同じ向きであることが多い。U波の成因としては、①プルキンエ細胞の興奮後の回復、②心室筋の興奮後の回復の延長、③心室筋の興奮の延長などが仮説として挙げられている。

時に陰性U波（図12）が認められることがあり、これは重篤な心筋虚血、高血圧症、大動脈弁閉鎖不全症で起こる。

図12 陽性U波と陰性U波

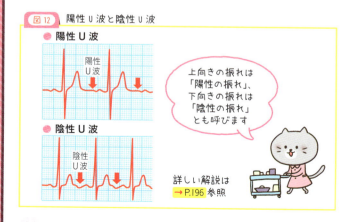

PQ間隔（時間）

Point!
- ▶ P波の始まりからQRS波の始まりまでの部分
- ▶ 半分が房室結節の伝導にかかる時間
- ▶ 成人では時間にして 0.12〜0.20 秒

PQ間隔はP波の始まりからQRS波の始まりまでの部分で心房の興奮から心室の興奮までの時間を表す（図13）。成人では時間にして 0.12〜0.20 秒。通常の心電図ではこの部分の興奮は記録されない（つまり平坦になる）。

PQ間隔は短い時間ではあるが、心臓の機能面から考えると、心房の血液が心室に効率よく流れ込む、有意義な時間帯である。

図13 PQ間隔（時間）はブレークタイム

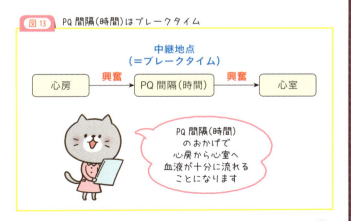

ST部分

Point!
- ▶ QRS波が終了してからT波が立ち上がるまでの時間帯
- ▶ 急性心筋梗塞で上昇することがある
- ▶ 狭心症の発作では下降することが多い

ST部分とは、QRS波が終了してからT波が立ち上がるまでの短い時間帯である（図14）。その間、心室の全細胞が興奮している。急性心筋梗塞では梗塞部分に一致して基線よりもST部分が上昇することが多く、狭心症の発作では下降（低下）することが多い。

図14 ST上昇とST下降

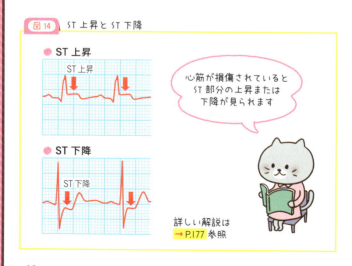

心筋が損傷されているとST部分の上昇または下降が見られます

詳しい解説は
→ P.177 参照

QT間隔(時間)

Point!
- QRS波の開始点からT波の終了点までの時間
- 正常値は0.34〜0.40秒
- 抗不整脈薬の開始時や点滴静注の施行中はQT延長に注意

QT間隔(時間)とは、QRS波の開始点からT波の終了点までの時間である。いい換えると、心室筋の興奮開始から興奮の回復完了までの時間である。つまり、心室が収縮して元に戻るまでの時間を表している(図15)。

図15 QT延長

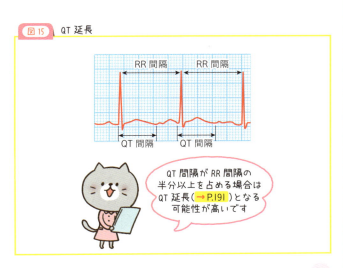

QT間隔がRR間隔の半分以上を占める場合はQT延長(→P.191)となる可能性が高いです

QT間隔の正常値は0.34〜0.40秒であるが、心拍数、年齢、性別によって変化する。心拍数の影響を補正するにはバゼット(Bazett)式を用いる。バゼット式を用いたQT間隔は補正QT間隔またはQTc間隔と呼ばれ、正常値は0.35〜0.44秒である。

● バゼット(Bazett)式

$$補正QT間隔(QTc間隔) = \frac{QT間隔(秒)}{\sqrt{RR間隔(秒)}}$$

QT間隔は種々の病態、疾患によって延長や短縮をきたす。QT延長では重篤な不整脈を発現する可能性があり、注意が必要である。モニター心電図を繰り返し見ていると、QT間隔の延長に気づくようになる。毎回、上記の補正式で計算するのは面倒であるが、抗不整脈薬の投与を開始したとき(特に静注や点滴静注を開始したとき)などには注意が必要である。

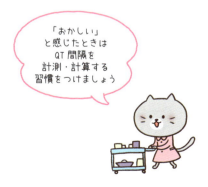

心拍数の求め方

Point!
- ▶ 1分間に登場するQRS波の数を数えることで求められる
- ▶ 「RR間隔 /1,500」を計算しても求められる
- ▶ できればRR間隔と心拍数の対応表を覚えたい

心拍数とは1分間の心臓（心室）の拍動数である。心電図から心拍数を求める方法には以下の3つがある。

> ● **心電図から心拍数を求める方法**
> ① 5秒間のQRS波を数える
> ② 簡単な式から求める
> ③ ②の式を応用する

1 5秒間のQRS波を数える

心電図を1分間記録し、心拍数を数えるのが正しい数え方だが、記録紙の全長が1.5m（25mm/秒×60秒）にもなる。そのため、たとえば"5秒間"心電図記録を行い、1分間に換算する方法が一般的である。

5秒間の場合QRSの個数を12倍すれば求められます

※1分（60秒）÷5秒＝12倍

図16 心拍数を数えてみよう

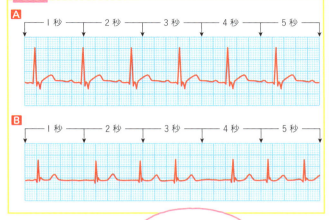

この心電図の心拍数を計算してみてください

Aでは、心電図記録は5秒間であり、この中にQRS波は6個存在する。これを1分間に換算(12倍)すると72(6×12＝72)となり、心拍数は72拍/分と求められる。同様に、BではQRS波が7個存在するので心拍数は84拍/分となる。

QRS波が1つあれば1拍なのでQRS波の数を数えればいいわけですね

2 簡単な式から求める

リズムが規則的（あるいはほぼ規則的）なときには、下記の式から求めることができる。記録紙は1分間で1,500mm（1秒間に25mm×60秒）進むよう設定されるためである（→ P.29）。

● **心拍数の計算式**
心拍数（拍/分）＝1,500/RR間隔（mm）

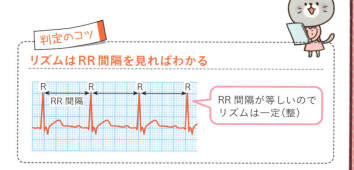

前ページ 図16 の **A** は RR 間隔が 20mm（大 4 マス）なので

1,500/20（mm）＝75拍/分

と求められる。

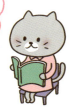

B はリズム不整のためこの式は使えません

3 ②の式を応用する

→ P.51 で紹介した「心拍数の計算式」を用いると、以下の 表2 を前もって求めておくことができる。

表2 RR間隔と心拍数

RR間隔(mm)	心拍数(拍/分)
5(大1マス)	300
10(大2マス)	150
15(大3マス)	100
20(大4マス)	75
25(大5マス)	60
30(大6マス)	50

> 5mm＝大マス1個なので
> 「300÷大きいマスの数」
> を計算すれば
> 大まかな心拍数が
> わかります

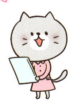

StepUP 瞬時に心拍数のアタリをつける方法

心電図の判読の機会が多い看護師や医師は、表2 の数値をそらんじている者が少なくない。彼らは心電図を見て、RR間隔を5mmごとに追いながら 5(mm)→300(拍)、10(mm)→150(拍)、15(mm)→100(拍)……と勘定する。たとえば、RR間隔が10mmと15mmの間にあれば心拍数100〜150拍/分であり、さらに100と150のいずれに近いかで大まかな心拍数を判断する(11mmであれば100に近い、など)。誰にでもすぐにマスターできる心拍数の簡易な算出法である。

モニター心電図とは

Point!
- ▶ "現在"を表示し続ける心電図
- ▶ 病態が突然変化する患者のモニタリングに不可欠
- ▶ 異常をアラームで知らせてくれる

モニター心電図は「数秒前〜現在までの心電図」(10拍ほど)を持続して、モニター画面上に表示する心電図である(図17)。

図17 モニター画面の表示例

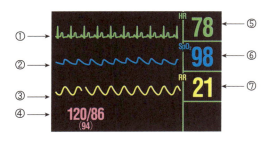

① 心電図：数秒前から現在までの心電図波形を現在進行形で表示
② 動脈波：動脈拍の変動
③ 呼吸波：呼吸の変動
④ 血圧：最近の血圧値(mmHg)。( )内は平均血圧
⑤ 心拍数：現在の1分間の心拍数(QRS波の数)
⑥ **動脈血酸素飽和度(SpO$_2$)**
⑦ 呼吸数：胸壁の動きから算出された1分間の呼吸数

心電図は途切れることなく表示される。これによって重篤な不整脈などを、タイムリーに発見できる。心電図はメモリーに保存されるため、過去にさかのぼって、必要な箇所を記録紙に描き出すことも可能である。病態が突然変化する急性心筋梗塞患者や各種の手術患者などには欠かせないモニタリングである。

モニター画面に血圧、動脈血酸素飽和度(SpO_2)、呼吸数などの情報を並列して表示する機種もある。生体情報をより多く表示することで、病態の変化を多面的に察知するためである。

標準12誘導心電図の記録は"過去のある時点"（通常5〜10秒間という短時間）のものであるが、モニター心電図は"現在"を"時間無制限"で表示し続けるものである。

モニター心電図の特異な点を挙げると 表3 の通りである。

表3 モニター心電図の特徴と注意点

① 「時間的に無制限に連続して」表示・記録を行う
② 患者にとって精神的・肉体的ストレスが続く
③ 少なからず患者の体動を伴う中での記録である
④ 近くに種々の電気機器があると、波形に影響する
⑤ アラームが鳴ったらモニター画面のチェックが必要

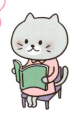

特徴を押さえて良好なモニタリングにつなげてください

モニター心電図が必要な患者

モニター心電図の適応は広く、医師や看護師が相談して決める（表4）。

表4 適応となる疾患の例

・重篤な病態（急性心筋梗塞、急性心筋炎、急性腎不全、意識低下など）
・術後：心臓・大血管や臓器の急変を早期察知するため
・失神患者：原因究明のため
・ターミナル状態の患者：監視のため

Point!

急性心筋梗塞患者の死亡率は入院までは20％前後だが、CCU入室後は5％前後まで減少する。これは手厚い管理・治療によるものであり、その1つをモニター心電図が担っているわけである。

モニター心電図の機器システム

① モニター

モニターにはいくつかの種類がある。どのモニターも画面に心電図が継続表示され、緊急事態を知らせるアラーム（警報）装置が備わっている。

● **モニターの種類**
　①セントラル・モニター
　②ベッドサイド・モニター
　③移動用モニター　など

心臓の電位変化は電極でキャッチされ、その情報は電極とコードでつながった小型送信器に送られ、無線でモニター本体に送信される。データは保存でき、必要に応じて心電図を描き出す機能ももっている。

【1】セントラル・モニター（図18）

看護ステーションなどに固定設置されるモニター。患者の電極からの情報を無線送信器を介してこのモニターに送信し、大型のモニタリング画面で継続表示する。多数の患者の心電図を同時に表示できるほか、血圧や呼吸数などの生体情報も同時に観察できる。

図18　CCUのセントラル・モニター

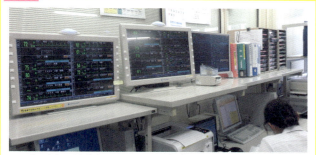

モニター1台で16人までモニタリング可能。3台で48人のモニタリングを同時に行う

→ P.53 のモニターはセントラル・モニターです

56

【2】 ベッドサイド・モニター（図19）

ベッド脇に置き、患者（時には数人）をモニタリングする。移動が可能で、電極とモニターは有線でつながっているものが多い。自動血圧計やSpO$_2$付きで、救命救急室では緊急処置時によく利用される。

図19　ベッドサイド・モニター

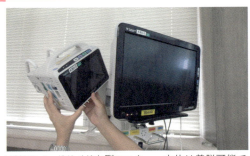

HCUのベッドサイド大型モニター。本体は着脱可能で移動用にも使用可能。移動時、電極の交換が不要

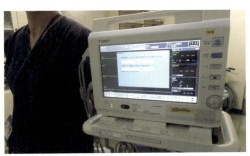

救急室に設置された小型ベッドサイド・モニター

【3】移動用モニター（図20）

患者が検査などで移動するときに用いる小型のモニター。ベッドサイド・モニターとして使用できるタイプもある。

図20 移動用モニター

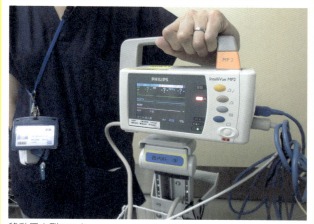

移動用小型モニター

2 電極と送信器

モニター心電図に使用する電極は、通常3個（陽極、陰極、アース）で1セットである。装着位置はどこでもよいが、陽極と陰極は心臓を挟むようにして装着して心臓の電気変化を捉えやすくする。装着位置によって誘導名が付けられ、それぞれ特徴が異なる（図21）。

■電極の装着で気をつけること（表5）

電極で捉えた心電信号はコードを経て小型送信器に送られ、無線でセントラル・モニターへ送信される。あるいは電極から有線で直接、モニターへ送られる。電極の脱落、コードの破損、送信器の不具合などは心電図波形の表示に障害をもたらすため、毎日の点検が欠かせない。

表5 モニター心電図の電極の装着で重要なこと

①P波とQRS波がよく描出できる部位に装着する
②筋電図やハム（交流）が混入しにくい部位・環境を選ぶ
③術創などがある部位は避ける
④定期的に交換するが、できるだけ同じ位置に置く
⑤皮膚のカブレなどが起きないよう工夫、処置する
⑥検査などで患者が移動するときは一時的に移動用モニターに変更。元の場所に戻ったらすみやかに元の方式でモニターを再開する

● **検査時、電極はどうすればよい？**
・CT、胸部X線、シンチグラフィ→電極は外したほうがよい
・MRI→電極は必ず外す

検査終了後はすみやかに電極を装着しましょう

図21 モニター心電図の誘導法

名称 / 電極位置と波形	特徴
II類似誘導 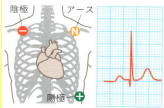	陽極（＋）を左胸部下方、陰極（－）を右鎖骨下に置く。波形は標準12誘導のII誘導に似ている。P波の検出に適している。 ➕左胸部下方 ➖右鎖骨下
CM₅誘導 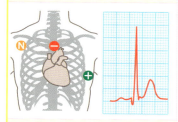	陽極をV_5、陰極を胸骨柄に置く。波形は標準12誘導のV_5に似ている。虚血性ST偏位を見つけやすい。 ➕V_5 ➖胸骨柄
NASA誘導 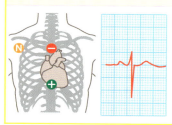	陽極を剣状突起、陰極を胸骨柄に置く。波形は標準12誘導のV_2に似ている。P波の検出によい。電極を胸骨上に置くため、筋電図の混入や基線の動揺が少ない。 ➕剣状突起 ➖胸骨柄

名称	特徴
電極位置と波形	

CC₅誘導

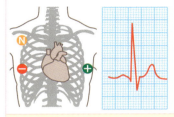

陽極をV₅、陰極をV₅Rに置く。波形は標準12誘導のV₅に似ている。ST偏位の検出に適している。

⊕ V₅
⊖ V₅R

V₁近似誘導

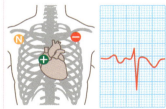

陽極をV₁、陰極を左鎖骨下外1/3に置く。波形は標準12誘導のV₁に似ている。P波の検出に適している。

⊕ V₁
⊖ 左鎖骨下外1/3

双極aV_F誘導

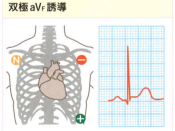

陽極を左前腋窩線上の第9〜10肋間、陰極を左肩内側に置く。波形は標準12誘導のaV_Fに似ている。

⊕ 第9〜10肋間左前腋窩線上
⊖ 左肩内側

61

3 アラーム(警報)

モニターにはアラーム(警報)装置が備わっている。アラームの設定は病態によって変える必要があり、医師と看護師が評価して決める。心拍数の上限と下限を設定しておくと、それを超えた頻脈や徐脈が出るとアラームが鳴り、危険な状況を音で知らせてくれる。
重篤な不整脈の発現時にもアラームが鳴る。
その一方で、体動などによってもアラームは鳴る(誤作動である)。体動や心拍数の変動によって繰り返し鳴るようになると、看護師や医師は「誤作動」と勝手に判断して、モニター画面の観察を怠るようになってしまう。これは身勝手な判断で、非常に危険である。モニター画面を見て、少しでも病態の変化を疑ったら、ベッドサイドへ行き、患者の状態をチェックする。

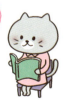

「どうせ誤作動だろう」と思わず、アラームが鳴ったら必ず画面を見る習慣を身につけてください

4 心電図の描き出し

モニター心電図のデータはメモリーに保存され、必要な箇所はいつでも取り出して描き出すことができる。定期的に描き出しておくと、変化の有無が一目瞭然となり、申し送りがスムーズとなる。
不整脈やST変化に遭遇した場合は、ただちにその部分を描き出しておくと、次への診療ステップに迅速に向かうことができる。

モニター心電図を開始する前に やるべきこと

モニター心電図は、開始前にちょっとした気配りをするだけで良い診療につながる（表6）。

表6 開始前の3つの心得

①患者目線で やさしく説明する	モニター心電図では「患者の十分な理解と納得」が非常に大切であるため、モニター心電図の施行理由や電極装着の安全性などをやさしく説明し、不安や不信を取り除く。それによって良好なモニタリングが可能となり、ひいては適切で迅速な医療につながる
②ダラダラ続けない	モニター心電図での観察が不要になったにもかかわらず、ダラダラと継続してしまうことが少なくない。「中止の決定」を下すことも適切な医療につながる心得。中止時期についてもあらかじめ患者に説明しておくと親切
③いつでもすぐに施行できるよう機器類を準備しておく	早急なモニタリングが必要になることが多いので、電極やコード、救急カートなどは常に整理整頓して、緊急処置に間に合うようにしておく

モニター心電図は病態のすべてを 教えてくれるものではない

心電図で高度な異常が発現すれば、緊急事態であることは間違いない。しかし、患者の状態が悪化しても心電図に異常が生じないことも少なくない。意識の低下、血圧の上昇や低下、尿量の減少や

脱水の進行などは心電図でキャッチすることは難しい。心電図だけでなく、患者を観察し、また心電図以外の情報を評価して、素早く、総合的に病態を評価する習慣を身につけたい。

看護師から医師への報告は
どのようなときに行うか

モニター心電図は重篤な病態や手術の前後、失神患者の検査、ターミナルケアなどに施行される。このような患者では、看護師は「どのような変化が生じたら、医師に報告するべきか」について、しばしば頭を悩ませる。医師に報告が必要な異常を **表7** に挙げる。

表7 医師に報告が必要なモニター心電図の異常

①重篤不整脈の発現（蘇生術施行後に連絡という場合もある）
②重篤不整脈発現の前兆を発見
③QTの延長・短縮やQRS時間の延長の発現
④心拍数の大きな変動、異常なST変化の発現
⑤比較的軽度と思われる心電図変化の発現

表7 の①は放置すれば死に至るもので、緊急な対応が必要。これについては第5章で解説する。

②、③、④は①の前兆でもある。早急な対処が必要となる可能性があり、的確な準備、対処を行う。

⑤への対処は非常に難しい。たとえば、心拍数のやや急速な上昇、あるいは急速な低下は、心血管の重篤病態発現の徴候かもしれない。軽度のST変化が生じた場合も同様である。心電図の軽微な変化のみから病態の変化を読み解くことは難しく、症状や他の生体情報から推測する必要がある。

心筋細胞の電気的活動と心電図の関係

Point!

- ▶ 組織(細胞群)の電気活動＝振れ(波)
- ▶ 心臓の興奮＝細胞の内側と外側の電位差
- ▶ 電気的に安定した状態＝「分極」、興奮した状態＝「脱分極」

心臓では1つひとつの心筋細胞が周期的に電気的活動を起こしている。それらが細胞の集合体である組織に伝わって、一斉に電気的活動を起こす。1つの細胞の電気的活動は小さいが、組織(細胞群)の電気的活動は大きく、心電図の振れとして見出すことが可能となる。心電図を理解するには、1つの心筋細胞の電気的活動と心筋細胞全体(心臓全体)の心電図の関連性を理解しておく必要がある。

→ P.66 図22 は「細胞」と「細胞内外の電位」の関連性を時間を追って図示したものである。Aは、心筋細胞が電気的に活動していないとき(休止期)、Bは心筋細胞に電気的刺激が加わって電気的活動が生じたとき(電気的興奮時)、Cは活動が終わって元に戻ったときのものである。

A、B、C それぞれの状態について次のページで説明します

図22 心室筋細胞の電気的活動と心電図

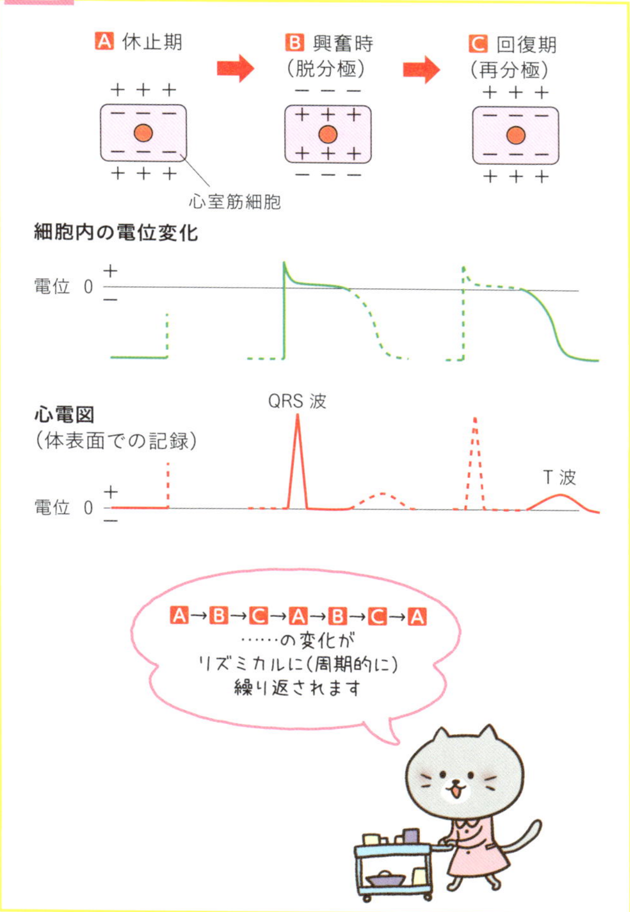

A 休止期 → **B** 興奮時（脱分極）→ **C** 回復期（再分極）

心室筋細胞

細胞内の電位変化

電位 0

心電図（体表面での記録）

QRS波

電位 0

T波

A→B→C→A→B→C→A
……の変化が
リズミカルに（周期的に）
繰り返されます

Aでの電位の状況

Aでは、細胞内の電位は"負（ー）"であり、細胞外は"正（＋）"である。このように細胞の内外で負と正に分かれている状態を分極と呼ぶ。細胞内外の電位は安定状態にある。

Bでの電位の状況

Bは、Aに電気的刺激が加わった状態である。刺激が加わると陽イオンが急速に細胞膜を通過し、細胞内が正、細胞外が負となる電位の逆転現象が生じる。これは細胞が電気的な興奮状態にあることを示す（分極が消失するので脱分極と呼ぶ）。細胞内の心電図を見ると、電位は負から急速に正になり、その後はしばらくゼロに近い状態で推移する。この変化を心電図で見ると、負から正に転じる部分には鋭い波（QRS波）が生じ、その後は平坦なST部分となる。

Point!

通常、心電図では1つの細胞ではなく、無数の細胞群からなる心室筋の電気的変化を記録する。加えて、電極は心臓表面ではなく、四肢や胸壁に貼り付ける。つまり、心臓から数cm〜1mほど離れたところに電極を設置するため、心臓表面に電極を置いた場合の記録とは異なることになる。

Cでの電位の状況

Cは、Bでの電気的興奮が終わり、細胞内が負、細胞外が正に戻ろうとする時点である。元の電気的に安定した状態（分極した状態）に戻ることを再分極と呼ぶ。再分極が起こったあとは、休止期の状態（Aの状態）となる。細胞内の電位はゼロ以下であり、通常の心電図では基線を示すことになる。

上達の早道

Point!
- ▶ 基礎知識を踏まえたうえで実践を重ねるのが上達の近道
- ▶ 自分の手で心電図を描き写す。そして分析してみる
- ▶ 現場で判読にトライしてみる

「心電図を読むのは難しい」と嘆く人は少なくない。そこで本項では**極上のコツ**をお教えしたい。

心電図をマスターする前に、まずは不整脈を疑ったときにチェックすべき項目（表8）を確認してほしい。

表8　不整脈を疑った際のチェックポイント

①心拍数はどのくらいか
②RR間隔（リズム）は不整か、整か
③P波がどこかに隠れていないか
④PQ間隔（PR間隔）は正常か、変わることはないか
⑤QRS波の形に異常はないか
⑥QT間隔は正常か
⑦T波に異常はないか
⑧U波はあるか

見るべきところが頭に入るまでここに立ち返りましょう

ベテランの看護師や医師は、これらを順番にチェックせずとも、瞬時にどこに異常があるかを見分けることができる。しかし、どんなベテランでも **表8** の項目すべてを必ずチェックしている。さらにベテランは、診断困難な不整脈に出くわした場合は、コンパスやデバイダーを用いて計測し、診断へ結びつけている。初心者でもベテランでも、診断に至るまでの手順はまったく同じなのである。

上達の早道（基礎編）

ステップ1　心電図に対するイメージを変える

まずは、心電図に対するイメージを変えよう。心電図はCTや心エコーなどのように心臓の形を表すものではない。

心電図には大きな特徴がある。それは①心臓の電気的活動を捉えて表示する、②時間的要素が組み込まれている、の2つである。心エコーやCTなどでは心血管の形や動きをイメージできるが、心電図ではこれができない。というより、形や動きをイメージする検査ではなく、あくまで心臓の電気現象を調べる検査である。心の切り替えが必要となる。このように説明すると心電図の判読は非常に難しそうに思われるかもしれないが、それほどでもない。

自転車に乗ろうと志したときのことを思い出していただきたい。「車輪が2つという不安定な乗り物が、倒れないで走るなどあり得ない」と考えるのが一般的である。でも皆、倒れないで乗っている。初乗りする直前、ハンドル、ペダル、ブレーキといった自転車の構造と機能の概略を教えてもらったあと、少しだけ支えてもらって、実際に乗ってみる。そして何度か転倒しそうになりながら、徐々に上達していく。心電図の判読はこれとまったく同様である。

ステップ2 「心電図の基礎知識」をひと通り読む

本書でここまでに紹介した「心電図の基礎知識」を読む。サッと読み通すのみでよい。ねじり鉢巻きを締める必要はない。ただし、難しいと感じても必ず読み通すこと。概略を学べばよい。そして、実践に進む。看護ステーションやベッドサイド、救急室、心電図室などで実際にモニター心電図の表示や標準12誘導心電図の記録を見たことがある人は、見たことのない人と比較して、理解が早い。

> モニター心電図を見たことのない人は実物を見ることから始めてみてください。一気にイメージできるようになりますよ

ステップ3 波形を描き写す

概略がわかれば、さっそく心電図の波形を描き写してみる。

まず、図23の心電図を眺めてほしい。Aに心電図波形が4拍並んでいる。この4拍は正常の心電図波形である。これをよく見ていただきたい。

次は、Bを見ていただきたい。この波形のない記録紙に、Aの波形をペンや鉛筆で描き写していただきたい。これを行うと、心電図に親しみが涌いてくるはずである。それだけでなく、波の形や波と波との間隔などへの理解も進むだろう。指と眼と頭で、心電図への理解を深めるわけである。

これで、自転車に乗って、ハンドルを握り、ペダルを漕ぎ、ブレーキをかけたことになる。これからはカーブを巧く曲がる方法、スピードを出す方法、坂道を登る方法などにチャレンジすることになる。

図23 心電図を描き写す

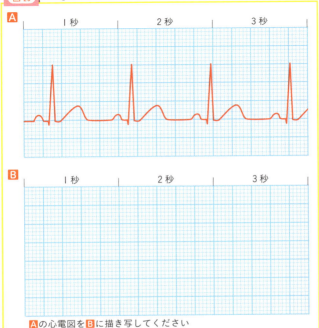

Ⓐの心電図をⒷに描き写してください

ステップ4 描き写した波形を分析する

波形の計測値を次ページ 表9 に示し、正常値も併記したので見比べてほしい。また、描き写した波形を少し詳しく見てほしい。波形や波形間の時間などが正常値の範囲内に収まっていることがわかるだろう。今は正常値をすべて記憶する必要はない。正常値は、心電図を多く見ているうちにいつの間にか身に付く。

表9 図23 **A**の波形の計測値

項目	**A**の計測値	正常値
心拍数	71拍/分	60～100拍/分
P波	0.10秒	0.08～0.11秒
PQ間隔（時間）	0.16秒	0.12～0.20秒
QRS波	0.08秒	0.08～0.10秒
QT時間	0.40秒	0.35～0.44秒

上達の早道（実践編）

ステップ1 本書の心電図を眺め解説を読む

ステップ1は、ここまでの基礎知識を除いて、「本書のどこからでも構わないので、目を通し、読むこと」である。放置できない重篤な不整脈とその対処に興味ある方は、第1章にまとめてあるので、そこから読めばよい。とにかく、どこからでもよいので、心電図を眺め、解説を読んでいただきたい。さらに詳しく学びたいと感じたら「心電図の基礎知識」やその他の項を開いて学べばよい。

ステップ2 実際の心電図の判読に挑戦する

上記と並行して、実際の心電図を見て勉強してほしい。病棟などで不整脈を見つけたら、チャンス到来である。それがどのようなものか、まず自分で考える。見るだけでなく描き写すとさらに身につく。自分ひとりで結論にたどり着かない波形に遭遇したときは、心電図に詳しい仲間や医師に聞いてみる。結論が出たら、再度、本書を紐解く。これを繰り返すことで確実に力がついていく。

上達には数をこなすしかありません

心電図の種類

Point!

▶ 標準12誘導心電図は心臓を12の異なる角度から観察
▶ 負荷心電図は心臓に負荷を加えて、その前中後の変化を見る
▶ ホルター心電図は24時間記録し、あとから異常を評価

心電図にはさまざまな種類があり、用途に応じて使用される。主なものを概説する（表10）

表10　主な心電図の種類

①標準12誘導心電図
②負荷心電図
　a）運動負荷心電図
　　（マスター負荷、トレッドミル負荷、自転車エルゴメーターなど）
　b）薬物負荷心電図
③ホルター心電図
④モニター心電図
⑤体表面電位図
⑥ベクトル心電図
⑦心腔内（心内）心電図

モニター心電図で診断が下せないときに標準12誘導心電図をとって詳しく調べることがあります

標準12誘導心電図

標準12誘導心電図（図24）は病態把握のために最も汎用される。入院時は疾患・診療科を問わず、ほぼ全例で行われる。診療だけでなく、健診や人間ドックなどでの健康チェックにも使われる。

標準12誘導心電図では、電極を四肢（両手首と両足首）に4箇所、胸部に6箇所、計10個設置し、これらの電極をさまざまに組み合わせて、12の異なる誘導で記録するのが基本である。これによって心臓を12の異なる角度から観察でき、診断精度が高まる。

図24 　標準12誘導心電図の電極の貼り付け方

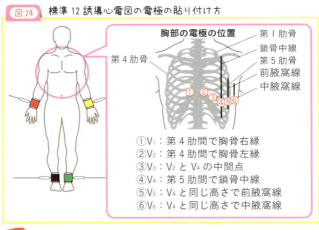

胸部の電極の位置
- 第1肋骨
- 鎖骨中線
- 第4肋骨
- 第5肋骨
- 前腋窩線
- 中腋窩線

① V_1：第4肋間で胸骨右縁
② V_2：第4肋間で胸骨左縁
③ V_3：V_2 と V_4 の中間点
④ V_4：第5肋間で鎖骨中線
⑤ V_5：V_4 と同じ高さで前腋窩線
⑥ V_6：V_4 と同じ高さで中腋窩線

Point!

心電図は、基本的に2つの電極の間の電位変化を捉えて描き出される。2つの電極間の電位変化を心電図として示す方法を双極誘導法という。胸部誘導法は単極誘導法と呼ばれるが、電位とは元来2つの電極の間の電位差を意味するものであり、単極誘導も双極誘導と基本原理は同じである。

負荷心電図

負荷心電図は、運動の施行や薬物投与など身体に何らかの負荷(刺激)を与え、負荷施行の前・中・後に心電図を記録して、心電図変化を調べる検査法である。心電図は通常、標準12誘導心電図またはこれに準じたもので記録を行う。運動負荷にはマスター負荷、トレッドミル負荷、自転車エルゴメーターなどがある(図25)。

まれではあるが、心臓疾患などでは負荷中に心肺停止が起こることがある。そのため、施行時は症状、血圧、心電図などを十分に監視するとともに、電気的除細動器(→P.220)や救急カートを準備しておくようにする。

図25 自転車エルゴメーター

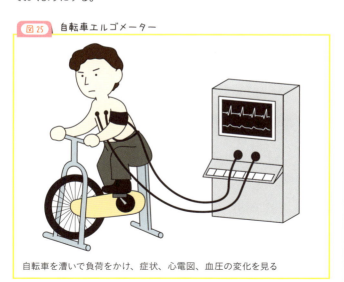

自転車を漕いで負荷をかけ、症状、心電図、血圧の変化を見る

ホルター心電図

ホルター心電図（Holter ECG）は、超小型の心電計を患者に携帯してもらい、医療施設を離れて、日常生活の中での心電図変化を長時間にわたり記録する心電図法である。通常、24時間記録し、記録終了後に解析を行って不整脈の発現や虚血性変化の発現などを評価する。放置できないような重篤な不整脈などは、後日の解析ではじめて発見されることになる。

記録方法の多くは、胸壁に電極を貼り付け、胸ポケットなどに記録用の小型心電計を携帯させて行う。心電計を腕に取り付けるものなど数々の機種が開発されている。特殊なものとして、皮下に植込むタイプ〔植込み型ループ式心電計（ILR）〕もある。USBメモリーよりも小さく、皮下に植込んでもほとんど目立たない（図26）。作働持続時間が3年と非常に長いため、不整脈発作がまれにしか出現しない例や抗不整脈薬の評価などには優れている。

図26　植込み型ループ式心電計（ILR）

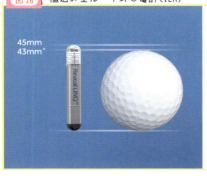

最近登場した新しいILR。
長さはゴルフボールの直径程度。
これを胸部の皮下に植込む

心腔内（心内）心電図

心腔内心電図は心臓の中（心腔内）に電極を入れ、心内膜面にこれを押しつけて記録する心電図である（図27）。体表面で記録した通常の心電図と波形は異なる。また、心房内、心室内など電極の置かれた位置によっても波形は異なる。

WPW症候群、発作性上室性頻拍、心房細動など頻脈性不整脈へのカテーテル治療では、心腔内に同時に多数のカテーテル電極を入れ、これらを用いて心腔内心電図を記録して病変部位、すなわち治療部位を見つけ出す。そしてカテーテルから電流を流すなどして不整脈治療を行う。

植込み型ペースメーカーでは心腔内に設置された電極が心腔内心電図を感知し、ペーシングのタイミングを自動的に判断している。

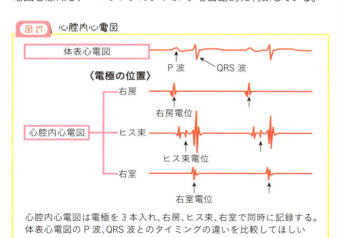

図27 心腔内心電図

心腔内心電図は電極を3本入れ、右房、ヒス束、右室で同時に記録する。体表心電図のP波、QRS波とのタイミングの違いを比較してほしい

理解度チェック

第2章のおさらい

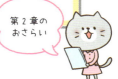

Q1 下記の心電図のどれがP波か。

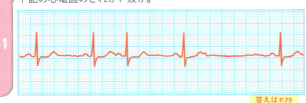

答えは P.79

Q2 下記の心電図の心拍数を求めよ。

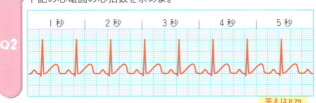

答えは P.79

Q3 下記の心電図の心拍数を求めよ。

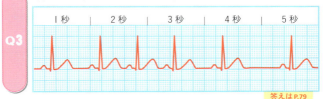

答えは P.79

A1

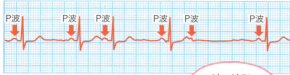

P波は波形のはじまりです（P波のPは"primary"のP）

▼解説
- ↓がP波である。これを見逃すと診断を誤ってしまう。

A2 約100拍/分

▼解説
- 3つの方法で心拍数を求めてみる。

① 心電図は5秒間の記録である。QRS波が8個あるので、これを12倍すると96となり、心拍数は96拍/分となる。
② リズム（RR間隔）は「ほぼ整」である。心拍数を求める式（→P.51）を利用すると下記のようになる。
　心拍数（拍/分）＝ 1,500/RR間隔（mm）＝ 1,500/15 ＝ 100（拍/分）
③ RR間隔と心拍数の対応表（→P.52）を記憶していれば、瞬時に求められる。RR間隔は15mmなので、100拍/分と推測できる。

A3 72拍/分

▼解説
- 一見してリズム（RR間隔）は不整である。不整の場合は上記の式は利用できないので、5秒間の拍数（QRS波の数）を数えるしかない。5秒間に6個あるので、これを12倍して、心拍数は72拍/分となる。

ちょっと一言 J波って何？

心電図の波はP波、QRS波、T波、U波の4つが主なものであるが、そのほかにもWPW症候群のデルタ波（→P.150）やJ波（J-wave）がある。
図28は高血圧症の68歳、女性で記録された標準12誘導心電図の一部で、Ⅱ誘導ではノッチ型、aVFではスラー型のJ波が認められる。J波はQRS波からST部分に移るところに現れる、小さな陽性波である。脱分極から再分極に移るところに出現するため、早期再分極異常によるものだとする見方が強い。
J波は「オズボーン波（Osborn wave）」「イプシロン波（ε波）」などいろいろな呼び名をもつ。冬山で遭難した低体温の人に認められるなど、古くからその存在は知られていた。きわめて軽微なものも含めると、J波は全人口の数％〜10％程度の人に見つけられるようである。ただし、これらのほとんど人ではJ波が見つかっても特別な症状はない。
病的なものとの関連としては、低体温以外にくも膜下出血などの中枢神経障害、心停止時の蘇生術時、ブルガダ症候群（Brugada症候群）などで認められる。J波は心臓突然死と関係があるといわれ、J波を有する人で心室細動を起こすものはJ波症候群あるいは早期再分極症候群と呼ばれる。

図28 ノッチ型J波とスラー型J波

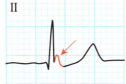
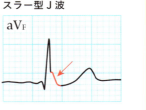

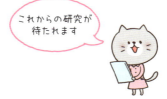

これからの研究が待たれます

第 3 章

不整脈の波形

波形と
チェックポイント
を見比べて
見る目を養いましょう

〈危険度の見方〉
- 危険度 A →危険性が非常に高い波形
- 危険度 B → A の次に危険性が高い波形
- 危険度 C →危険性が低い波形
- 危険度なし→危険性がほぼない波形

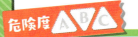

正常洞調律
Normal Sinus Rhythm

処置 不要
医師への報告 不要

📎 症例①

☑ ここをチェック！

① リズム（RR 間隔）は（ほぼ）整。
② 心拍数は 72 拍 / 分（正常値：60 〜 100 拍 / 分）。
③ P 波と QRS 波は同数で、P 波と QRS 波の間隔は一定。
　PQ 時間（間隔）：0.20 秒（正常値：0.12 〜 0.20 秒）。
④ QRS 時間（幅）：0.08 秒（正常値：0.08 〜 0.10 秒）。
⑤ QT 時間：0.36 秒（正常値：0.35 〜 0.44 秒）。

正常を知っているから
異常に気づけます
また 異常を理解していると
正常がよ〜くわかります

正常洞調律とは

- **正常な心電図**。心拍数の正常範囲は60〜100拍/分。
- リズム（調律）に不整を認めない。つまりRR間隔は規則的で、PP間隔もPR間隔も正常。しかし、RR間隔が1〜2mm程度変動することはよく見られる。特に徐脈ではこれが起こりやすい。
- **呼吸性不整脈**もしばしば認められる。これはリズミカルな変動であり、吸気時に脈拍が速くなり、呼気時に遅くなる。若年者に起こりやすい。

ナースがやるべきこと

★ 特になし。

心電図のチェックポイント

①心拍数	⑤QRS波の性状（形やQRS時間など）
②リズムの整・不整	⑥QT間隔（時間）
③P波の有無	⑦T波の性状（上向き、下向きなど）
④PQ間隔（時間）	⑧U波の有無と性状

初心者は、①〜⑧を波形の前から順番に、1つずつ見ることを習慣づけましょう。慣れると、これらが一瞬にして目に入り、異常を簡単に見つけられるようになります

理解を深めよう！ 正常洞調律

症例② R波の陰性部分が大きいもの

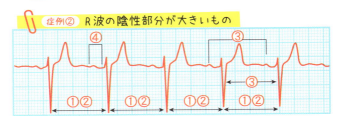

ここをチェック！

① リズムは（ほぼ）整。

② 心拍数は 76 拍 / 分。P 波も同数。

③ PP 間隔と RR 間隔は一定（19mm、0.76 秒）。

④ PQ 間隔：0.20 秒、QRS 時間：0.08 秒、などすべてが正常範囲。

こう考える

- 症例①と比較すると、QRS 波の下向き部分（S 波）が深い。
- 誘導法が異なったため QRS 波の向きが異なっているだけで、正常な心電図である。また、QRS 波の大きさに変動がある。おそらく呼吸によって胸郭の大きさが変わるのであろう。P 波は、上向きでやや凸凹である。T 波は、QRS 波と同様に下向き。よって、問題なし。

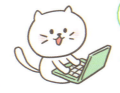

モニター心電図は
不整脈の診断が
中心だから
電極の貼り付け位置は
できるだけ
同じ部位にしよう

症例③ QRS波が小さいもの

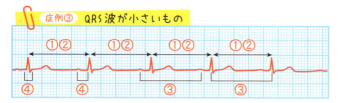

✓ ここをチェック！

① リズムは（ほぼ）整。

② 心拍数は 71 拍 / 分。P 波も同数。

③ PP 間隔と RR 間隔は一定（21mm、0.84 秒）。

④ PQ 時間：0.15 秒、QRS 時間：0.08 秒、などすべてが正常範囲。

こう考える
- 症例①と比較すると、P 波、QRS 波、T 波が小さい。
- 原因として、以下のことが考えられる。
  ① 心電図波形が小さくなる状態（肥満、浮腫、肺気腫、甲状腺機能低下症など）が存在する。
  ② 画面表示の設定が悪い、または誘導法が悪い。

こう動く
- 原因となる病態の有無を検討する。
- 波形が大きくなるよう設定を変更する。誘導法を変更する。
- 詳しく見るには、標準 12 誘導心電図を記録すべきである。

異常らしい波形を見たら
アーチファクト（→ P.163）
も考えよう

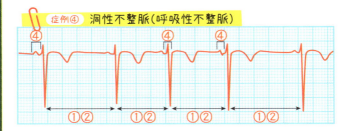

☑ ここをチェック！

① リズムは不整。
- RR 間隔、PP 間隔がゆっくりと変動している。
- 最長 RR 間隔：24.5mm (0.98 秒)。
- 最短 RR 間隔：18mm (0.72 秒)。

② 心拍数の平均は 75 拍 / 分。

③ PP 間隔と RR 間隔は不定。

④ PQ 時間：0.12 秒、QRS 時間：0.10 秒。これらは正常範囲。

こう考える
- 呼吸に伴って出現(心拍は吸気で速く、呼気で遅くなる)する生理的なもの(正常) である。

こう動く
- 無処置で OK。

Point!

症例④ ほどの強い不整を示す洞性不整脈は比較的少ない。上室期外収縮とまぎらわしいが、脈拍の変化が徐々に起こっていることが特徴である。
洞性不整脈は若年者に多く見られるが、高齢者にも出現する。

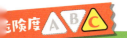

洞性頻脈
Sinus Tachycardia

処置 不要
医師への報告 回診時などに報告

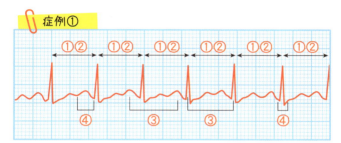

✓ ここをチェック！

① リズム（RR 間隔）は整。
② 心拍数が 100 拍 / 分以上（125 拍 / 分）。P 波も同数。
③ PP 間隔と RR 間隔は一定（12mm、0.48 秒）。
④ PQ 時間（間隔）：0.16 秒、QRS 時間（幅）：0.10 秒、などは正常範囲。

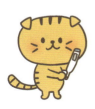

心拍が速い以外はすべて正常範囲です

洞性頻脈とは

- 心拍数100拍/分以上の頻脈。その他の数値はすべて正常範囲内。

洞性頻脈の原因

①心臓、大血管、内分泌組織などの疾患（急性心筋梗塞や心不全など）、それらの病態の悪化。
②疼痛、発熱、精神的ストレス、発熱。
③心拍数を速くする薬剤の投与。

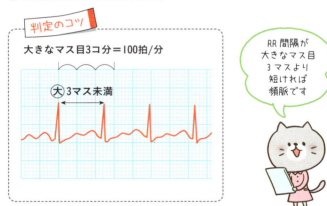

判定のコツ

大きなマス目3コ分＝100拍/分

大 3マス未満

RR間隔が大きなマス目3マスより短ければ頻脈です

ナースがやるべきこと

★ 洞性頻脈を引き起こしている病態などの要因は何かを検討。
★ 病態の悪化が疑われたときは医師に連絡。

理解を深めよう！ 洞性頻脈

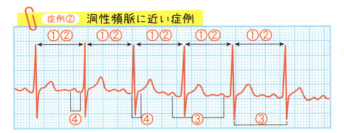

症例② 洞性頻脈に近い症例

✓ ここをチェック！

① 心拍数は 96 拍 / 分。P 波も同数。
② リズム（RR 間隔）は整。
③ PP 間隔と RR 間隔は一定（12mm、0.48 秒）。
④ PQ 時間：0.12 秒、QRS 時間：0.08 秒、などすべてが正常範囲。

ナースの対応

こう考える
- 通常の安静時ではこのように速い心拍にはならない。つまり、「何らかの病態が存在する」あるいは「運動直後」と推測する。
- 心拍数 96 拍 / 分は正常でなく「異常の疑い」である。重大な疾患の始まり、または悪化の前兆かもしれないので、原因を追及する。

こう動く
- 病態の悪化（疼痛や発熱）が疑われたときは医師に連絡。

正常心拍数の目安は 60 〜 100 拍 / 分。

危険度 A B **C**

洞性徐脈
Sinus Bradycardia

処置 不要
医師への報告 回診時などに報告

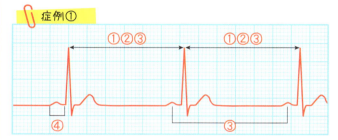

症例①

✓ ここをチェック！

① リズム（RR間隔）は、ほぼ整。
② 心拍数が60拍/分以下（48拍/分）。P波も同数。
③ PP間隔とRR間隔は一定（31mm、1.24秒）。
④ PQ時間（間隔）:0.16秒、QRS時間（幅）:0.10秒、など正常範囲。

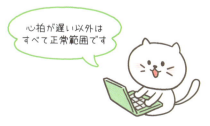

心拍が遅い以外は
すべて正常範囲です

洞性徐脈とは

- 心拍数60拍/分以下を示す徐脈。それ以外はすべて正常範囲。

洞性徐脈の原因

①生理的なもの（スポーツマン、高齢者など）が多い。
②副交感神経の緊張する病態（下壁心筋梗塞など）。
③心拍数を遅くする薬剤の投与（β遮断薬、抗不整脈薬）。
④甲状腺機能低下症。

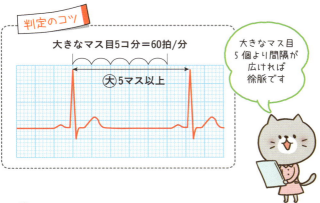

判定のコツ

大きなマス目5コ分＝60拍/分
大5マス以上

大きなマス目5個より間隔が広ければ徐脈です

ナースがやるべきこと

★ 通常は無処置でOK。
★ 原因（上記の原因の①〜④）は何なのか、精査・検討。
★ 病態の悪化などが疑われたときは医師に連絡。

理解を深めよう！ 洞性徐脈

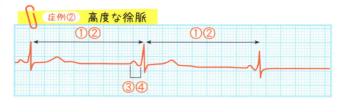

症例② 高度な徐脈

✓ ここをチェック！

① リズム（RR間隔）は、ほぼ整。
② 心拍数は38拍/分。P波も同数。
③ PP間隔とRR間隔は一定（39mm、1.56秒）。
④ PQ時間（間隔）:0.14秒、QRS時間（幅）:0.10秒などは正常範囲。

ナースの対応

こう考える
- RR間隔（約40mm）を整として心拍数を求めると38拍/分となる。高度な洞性徐脈である。
- 洞不全症候群（→P.132）などの重篤な不整脈の可能性もある。

こう動く
- 原因①〜④（→P.91）を詳しく調べる。
- 病態の悪化などを疑ったときは医師に連絡。

Point!

徐脈の場合、「P波が隠れて存在していないか」と疑う。P波がこれ以外にあれば洞性徐脈でなくなる（たとえば、房室ブロックの存在など）。

理解度チェック

P.82〜92 の おさらい

(1) 下記の心電図の診断は何か。
(2) 対処として正しいものを下記から選べ。

a. 12誘導心電図を取る　**b.** 体外式ペースメーカー　**c.** 電気ショック

Q1

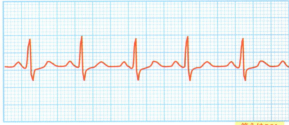

答えはP.94

(1) 下記の心電図の診断は何か。
(2) 対処として正しいものを下記から選べ。

a. 様子をみる　**b.** 電気ショック　**c.** ペースメーカーを植込む

Q2

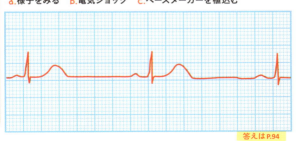

答えはP.94

(1) 洞性頻脈
(2) a

▼ 解説

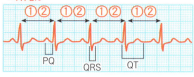

見る順番が大事です

☑ ここをチェック！

① リズム(RR間隔)は整。

② 心拍数は100拍/分。P波も同数。

③ PP間隔とRR間隔は一定(15mm、0.6秒)。

④ PQ時間、QRS時間、QT間隔などは正常。

● 発熱、持続する腹痛などが原因として考えられる。

A2
(1) 洞性徐脈
(2) a

▼ 解説

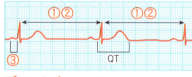

Q1と好対照な波形ですね

☑ ここをチェック！

① リズム(RR間隔)は整。

② 心拍数は43拍/分。P波も同数。

③ PP間隔とRR間隔は一定(約35mm、1.4秒)。

④ PQ時間、QRS時間は正常。QT間隔は延長(0.48秒)。

● β遮断薬の効果が強すぎる、などが原因として考えられる。

険度 A B **C**

上室（性）期外収縮

Supraventricular Premature Contraction（SVPC）
Premature Atrial Contraction（PAC, 心房性期外収縮）

処置 不要　※多発・連発例⇒経過観察
医師への報告 不要　※多発・連発例⇒報告

症例①

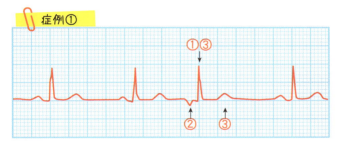

☑ ここをチェック！

① 3拍目のQRS波は発現が予測されるタイミングより早く出ている。
② そのQRS波の前にP波があり、他のP波と形が異なる。
③ そのQRS波とそれに続くT波は他のものと同一の形状である。

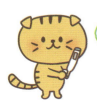

先行するP波は直前の
T波に重なることが多いので
見つけにくいよ（→ P.96）

上室(性)期外収縮とは

- 心拍が早いタイミングで出ることを期外収縮という。上室(性)期外収縮は、心室より上方(洞結節や心房など)で早いタイミングで刺激（P波）がつくられ、QRS波が早く出たもの。
- 刺激が心房から出たものは、心房性期外収縮と呼ぶ。

上室(性)期外収縮の原因

① 健常者（半数以上の人に、1日数回は認められる）。
② 高血圧症、心疾患があると多く出る。

ナースがやるべきこと

★ 通常は無処置でOK。

★ 多発すると心房細動へ移行することもあるため、注意が必要。

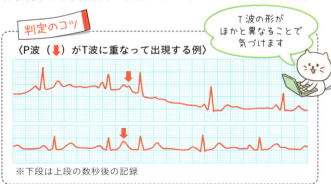

※下段は上段の数秒後の記録

理解を深めよう！
上室(性)期外収縮

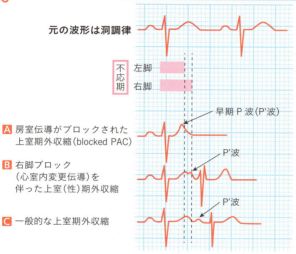

症例②③④ 形の異なる3種類の上室(性)期外収縮

元の波形は洞調律

不応期 左脚 / 右脚

A 房室伝導がブロックされた上室期外収縮(blocked PAC) — 早期P波(P'波)

B 右脚ブロック（心室内変更伝導）を伴った上室(性)期外収縮 — P'波

C 一般的な上室期外収縮 — P'波

※P'波は出る場所によってさまざまな形（向き）となる。また、P'波の出る位置によって、上室性でありながら時にP'波に続くQRS波の形も変わる

Aの波形

✓ ここをチェック！

①QRS波のあとのT波の上に、タイミングの早いP波がある。
②そのP波の直後にはQRS波が出ていない。

97

こう考える
- 上室(心房)において期外収縮(P'波)が出現。これが非常に早いタイミングで出た。しかし、これに伴うQRS波がない。つまり、このP波のあとに一過性の房室ブロック(房室伝導の途絶)が起こった。
- 心筋組織は、一度興奮(脱分極)すると一定の時間を経ないと次の興奮を通すことができない(この時間を **不応期** と呼ぶ)。早期P'波の刺激は、右脚も左脚も不応期であったためブロックされた。

こう動く
- 症例①の「ナースがやるべきこと」とまったく同様。

Bの波形

✓ ここをチェック！

① 1拍目のQRS波のあとのT波の上に、タイミングの早いP'波がある。

② そのP波に続くQRS(期外収縮)波は、幅が広い。

こう考える
- 誘導が1つであるため断言はできないが、期外収縮のQRS波は右脚ブロック(→P.157)を起こしたと推測される。
- 脚の不応期は、通常、左脚より右脚のほうが長い。期外収縮のP'波の刺激が伝わってきたときに右脚が不応期で左脚が非不応期であると、その早期刺激は左脚のみを伝わり、右脚は非伝導となる。その結果、QRS波は右脚ブロック型となる。

こう動く
- 症例①の「ナースがやるべきこと」とまったく同様。

症例⑤ P波のない上室(性)期外収縮

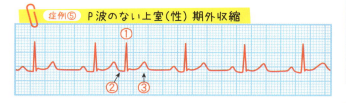

☑ ここをチェック！

① 3拍目のQRS波は、早いタイミングで出ている。
② そのQRS波の直前・直後にP波が認められない。
③ そのQRS波とそれに続くT波は他のものと同一の形状である。

ナースの対応

こう考える

- P波が見つからない。ということは、つまり①P波の出現はない、あるいは②QRS波の中に隠れている、と推測される。
- 房室結節やその付近から刺激が出ると、心房と心室に刺激が同時に伝わり、P波とQRS波が同時に出現してP波が見つけられなくなる。あるいは、刺激が心室のみに伝わってP波が出現しないこともある。

こう動く

- 症例①の「ナースがやるべきこと」とまったく同様。

> P波のない
> 上室期外収縮は
> まれでは
> ありません

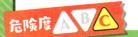

心室（性）期外収縮
Ventricular Premature Contraction （VPC）
Premature Ventricular Contraction （PVC）

処置 不要　※多発・連発例⇒経過観察
医師への報告 不要　※多発・連発例⇒報告

症例①

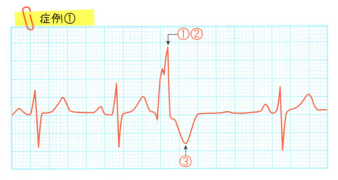

✅ ここをチェック！

① 3拍目のQRS波が、予測より早く出ている。
② そのQRS波はほかのQRS波と形が異なり、幅も広い。
③ そのQRS波に続くT波はQRS波の主成分と逆を向いている。

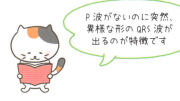

P波がないのに突然、異様な形のQRS波が出るのが特徴です

心室(性)期外収縮とは

- 心房からの刺激伝導を待たずに心室が早期に勝手に興奮した状態。そのため予測より早くQRS波が出る。**QRS波は幅が広い。**
- **連発する場合**(→P.103)や**R on T型**(→P.104)の場合は重篤性が高い(表1)。

心室(性)期外収縮の原因

①高血圧症、心疾患。
②重篤な心血管疾患(多発することがある)。
③健常者にも1日に数回認められることがある。高齢者ほど多い。
④運動直後。

ナースがやるべきこと

★ 通常は無処置でOK。
★ 症状が強い場合は、β遮断薬や鎮静薬の処方を考える(これ以外の抗不整脈薬を処方することはほとんどない)。

表1 Lown(ラウン)分類：心室(性)期外収縮の重症度を判定するための分類

Grade	分類	Grade	分類
0	期外収縮なし	3	多形性(多源性)
I	単発性 (<30拍/時)	4	連発するもの a：2連発 b：3連発以上
2	頻発性 (≧30拍/時)	5	R on T型

理解を深めよう！
心室(性)期外収縮

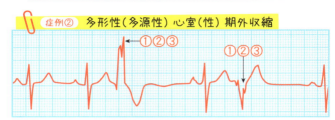

症例② 多形性(多源性)心室(性)期外収縮

☑ ここをチェック！
① 3拍目と5拍目のQRS波が予測より早いタイミングで出ている。
② この2つのQRS波は、他のものより幅が広くて形も異なる。
③ その2つのQRS波はそれぞれ形が異なる。

多形性(多源性)心室(性)期外収縮とは

- 形が異なる心室(性)期外収縮が発現すること。**心室期外収縮が心室の複数の部位から発現している状態**。
- 危険性はやや高い(Lown分類グレード3)。
- 心血管疾患の重篤な病態などで発現しやすい。

ナースの対応

こう動く
- 慎重に管理。多発するようであれば、医師に連絡。
- 急性心筋梗塞や重症心不全などでは**心室頻拍や心室細動の前兆**ともされ、厳重な管理が必要。

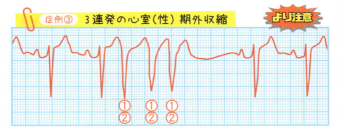

✅ ここをチェック！

① 3拍目から3拍続いて心室（性）期外収縮が出ている。
② この3拍は頻拍であり、QRS波の幅は広い。

3連発の心室（性）期外収縮とは

- Lown分類グレード4bの **危険な心室(性)期外収縮。心室頻拍や心室細動への移行** が起こりうる。
- 心血管疾患が重篤な場合や全身状態の悪い病態で起こりやすい。

ナースの対応

こう動く
- 早急に医師に連絡。
- 心室頻拍や心室細動への移行に備え、除細動器などを準備。

連発する場合の報告は
「2連発」「3連発」など
何回連発しているかも
あわせて医師に
伝えてください

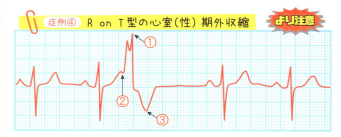

☑ ここをチェック!

① 3拍目のQRS波が早く出ている。幅が広く、形も異なる。
② 2拍目のQRS波のあとのT波の頂上付近から心室(性)期外収縮が出ている。
③ 心室期外収縮のT波はQRS波とは逆向き。

R on T型の心室(性)期外収縮とは

- 先行するT波の頂上付近から出る心室(性)期外収縮。Lown分類グレード5と危険性が高い。
- 心室頻拍や心室細動に移行する可能性がある。
- 心不全や急性心筋梗塞など心血管疾患の重篤な病態があると発現しやすい。全身状態の悪い病態でも起こりやすい。

"R on T"="R波がT波の上にある"という意味よ

こう動く

- 早急に医師に連絡。
- 心室頻拍や心室細動への移行に備え、除細動器などを準備。

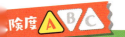

心室頻拍
Ventricular Tachycardia（VT）

処置 早急に対処（蘇生術の準備）
医師への報告 ただちに報告

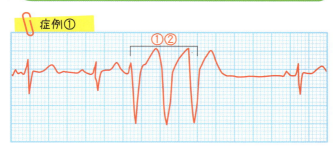

症例①

✓ ここをチェック！

① 3拍目から5拍目まで幅の広いQRS波がほぼ規則正しく出現している。
② 連発時の心拍数は約175拍/分。一過性の頻拍である。

心室期外収縮が3拍以上連発します

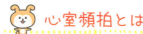
心室頻拍とは

- 心室期外収縮が3連続以上起こる頻拍(3連発はショートランという)。心拍数は120〜250拍/分。
- 発生時のRR間隔はほぼ規則正しい。
- 心拍出量が減少するため、長く続くと意識消失の可能性がある。
- 脈が触れない心室頻拍は無脈性心室頻拍という(心停止と同義)。
- 心室細動に移行する可能性が高い。

心室頻拍の原因

①急性心筋梗塞、心不全などの重篤な心血管疾患。
②抗不整脈薬などの投与(投与中)。

ナースがやるべきこと

★ 持続性心室頻拍や心室細動への移行に厳重注意する。
★ ただちに医師に連絡。
★ 電気的除細動器など蘇生術を準備。
★ リドカインやアミオダロンなどの抗不整脈薬を準備。

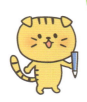

抗不整脈薬については
→ P.209 に
詳しい説明があります

理解を深めよう！ 心室頻拍

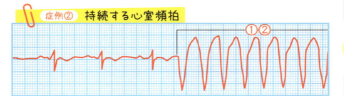

症例② 持続する心室頻拍

✓ ここをチェック！
① 4拍目から幅広 QRS 波がほぼ規則正しく、連続して出現している。
② 心拍数は約 185 拍 / 分。

 持続する心室頻拍とは

- 心室細動（→ P.113）に移行する可能性が高い重篤不整脈。
- 心拍出量が減少するため、意識消失が起こりやすい。

こう動く
〈血圧測定不能で意識がない場合〉
- 緊急で電気ショック（カルディオ・バージョン）を施行。
- ただちに医師に連絡。

〈意識がある場合〉
- 厳重管理のもと、抗不整脈薬などを準備。
- 心室細動への移行に厳重注意。心室細動になったら電気ショック。
- 除細動器などの蘇生術を準備。

危険度 A B C

トルサード・ド・ポアンツ
Torsade de Pointes（TdP）

処置 早急に対処（蘇生術の準備）
医師への報告 ただちに報告

📎 症例①

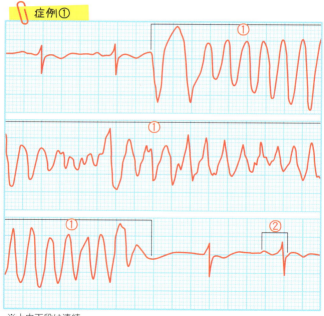

※上中下段は連続

✅ ここをチェック！

① 3拍目から心室頻拍が起こっているが、通常の心室頻拍と異なり、波形はうねり、ねじれるように変動している。

② 心室頻拍は一過性であり、およそ6秒後、洞調律となっている。

トルサード・ド・ポアンツとは

- 「多形性心室頻拍」とも呼ばれる重篤不整脈。多くは数秒で収束。
- 心室細動に移行する可能性がある。
- 心拍出量が減少するため、長く続くと失神を起こす可能性がある。

トルサード・ド・ポアンツの原因

① QT延長症候群。
② 抗不整脈薬などの薬物。
③ 低カリウム血症、くも膜下出血、急性膵炎。

> 幅の広いQRS波が上向きと下向きの変化を繰り返します

ナースがやるべきこと

★ 持続心室頻拍や心室細動への移行に厳重注意。
★ 電気的除細動器など蘇生術を準備。
★ ただちに医師に連絡。
★ リドカインやアミオダロンなどの抗不整脈薬を準備。
★ 新たな薬剤が開始されていないか、電解質異常がないかを確認。

理解度チェック

P.95 〜 109 の おさらい

Q1
(1) 下記の心電図の診断は何か。
(2) 対処として正しいものを下記から選べ。

a. 様子見　b. 至急医師を呼ぶ　c. ただちに蘇生術を行う

答えは P.111

Q2
(1) 下記の心電図の診断は何か。
(2) 対処として正しいものを下記から選べ。

a. 様子見　b. 体外式ペースメーカーを植込む　c. 救急カートの準備をする

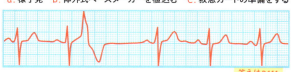

答えは P.111

Q3
(1) 下記の心電図の診断は何か。
(2) 対処として正しいものを下記から選べ。

a. 至急医師に報告　b. 何かのついでに医師に報告　c. 放置

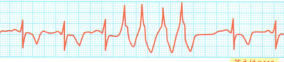

答えは P.112

A1 (1) 上室期外収縮
(2) a

▼解説

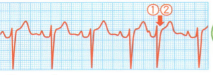

臨床でよく遭遇する波形です

☑ ここをチェック！

① リズムに異常があるので、何らかの不整脈である。不整脈の診断をすることになる。

② 5拍目のQRS波は、発現が予測されるタイミングより早く出ている。

- 誰にでも少数の発現はあるので、通常は放置でよい。
- 症状が強いもの、連発するもの、徐々に増加するものなどでは医師に連絡する。
- 患者には「まったく心配ない」と説明する。

A2 (1) 心室期外収縮（R on T型）
(2) c

▼解説

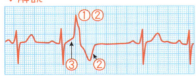

明らかな異常に気づくでしょうか？

☑ ここをチェック！

① 3拍目のQRS波は、発現が予測されるタイミングより早く出ている。

② そのQRS波は、他と形が異なり、幅も広く、T波はQRS波の主成分と逆を向いている。

③ そのQRS波は先行するT波の頂上付近から出ている。

111

- R on T 型の心室期外収縮は慎重に観察すべき不整脈であるため、医師に連絡する。
- 救急カートなどの準備を忘れない。

A3
(1) ショートラン型心室頻拍
(2) a

▼解説

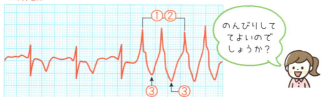

✓ ここをチェック！

① 4拍目のQRS波から連続4拍、幅が広く、心拍数の速い不整脈が発現している。
② 連続するQRS波の心拍数はおよそ170拍/分である。
③ 最初の異常QRS波に続く3つのQRS波は皆、直前のT波の上に乗っている。

- ただちに医師に連絡する。
- また、救急カートなどの準備を忘れない。

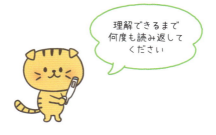

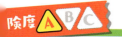

心室細動
Ventricular Fibrillation（VF）

処置 ただちに蘇生術を施行
医師への報告 ただちに報告

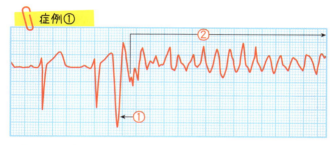

症例①

✅ ここをチェック！

① 3拍目に R on T 型心室期外収縮が出現。
② その後は明確な QRS 波と T 波がなく、基線の不規則な振れ様の波形が続いている。

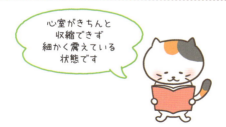

心室がきちんと収縮できず細かく震えている状態です

心室細動とは

- 心停止を意味する重篤不整脈。
- 心室からの血液の拍出はまったくなし。
- 心室組織のあちこちが不均一に(バラバラに) 興奮している状態。

心室細動の原因

① 重篤な心血管疾患（急性心筋梗塞、心不全、心臓手術など）。
② 不整脈疾患（QT延長、高度な徐脈、ブルガダ症候群など）。
③ 全身疾患（ショック、電解質異常、低体温など）。

ナースがやるべきこと

★ ただちに電気ショックを施行するのがベスト。
★ 電気ショックで心室細動が消失したら、ただちに医師に連絡。
★ 電気的除細動器が利用できなければAEDを使う。
★ これらができなければ胸骨圧迫（心臓マッサージ）を行いながら医師を呼び、待つ。
★ 消失後も再発の可能性があり、厳重な管理が不可欠。

Point!

心室細動のとき、心拍出量は"ゼロ"。発現から4、5秒で意識を失い、10分ほどで完全な脳死となるため、1秒を争ってこれを止める必要がある。それには電気ショックを行うことである。
医師が来るのを待っている間にしばしば5分以上経過してしまう（5分で死亡率50%）。医師が不在でも除細動器か自動体外式除細動器（AED）を使えるよう訓練したいものである。

ちょっと一言 野球のボールが胸に当たって心室細動が発現！

野球ボールが胸に当たると、時に心室細動が発現して死亡することがある。これは胸壁に加わった機械的刺激が心臓へ伝わり、これによって心室細動が誘発され、心臓突然死に至るわけである。これを心臓振盪（commotio cordis）と呼ぶ。心臓振盪は胸壁（心臓の真上あたり）の上からの機械刺激が心臓に達して起こるものであり、胸壁強度の低い小児に起こりやすい。加わった刺激が心電図のT波の頂上付近であると、心室細動が起こりやすい。まさに"R on T"現象である。

実際に実験で検証した研究報告（Link MS, et al：N Eng J Med. 1998）がある。この研究では、ブタを実験に用い、野球のボールに似た木の塊を胸に叩きつけて不整脈誘発を試みた。T波の頂上の少し前の時点で木の塊をぶつけると高率に心室細動が誘発された。

野球のボールだけでなく、どのようなスポーツでも胸部を強くぶつけると心臓振盪の発現につながる。気をつけてスポーツをすること、そしてプレーする現場には必ずAEDを備えることが重要である。

〈心臓振盪〉

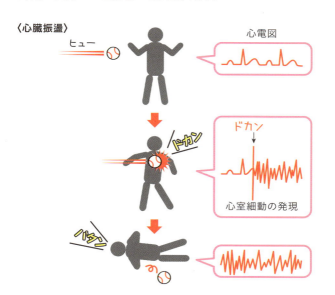

危険度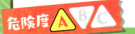

無脈性電気活動
Pulseless Electrical Activity（PEA）

処置 ただちに蘇生術を施行
医師への報告 ただちに報告

症例①

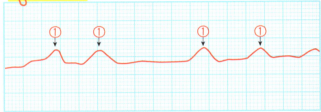

✓ ここをチェック！
① 非常に幅広いQRS波様の波が不規則に出現している。
② 脈拍が触知できない。

モニターに波形らしき
ものが出ているものの
脈拍が触知できない状態。
緊急処置が必要です

無脈性電気活動とは

- 心臓の電気的活動は存在するが、心臓はほとんど収縮・拡張していない状態(心停止の一種)。
- 脈拍の触知不能。血液の拍出もほとんどなく、血圧もほぼゼロ。

無脈性電気活動の原因

①重篤な病態(急性心筋梗塞、肺血栓塞栓症、重症アシドーシス、低酸素血症、低体温症など)。

ナースがやるべきこと

★ ただちに胸骨圧迫などの蘇生術を開始。
★ ただちに医師に連絡。

Point!
- 明確に幅の狭いQRS波がない
- 放っておくと、いずれ心静止に移行する
- 電気ショックは効果がない

波形の形にかかわらず脈が触知できないものはすべて「無脈性電気活動(PEA)」と判定します

危険度 A B C

心静止
Asystole

処置 ただちに蘇生術を施行
医師への報告 ただちに報告

📎 症例①

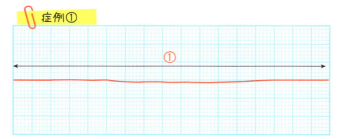

✅ ここをチェック！
①P波、QRS波、T波がなく、直線様の基線が認められるのみ。

見るからに危ない状態であることがわかるかと

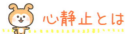

心静止とは

- 心臓の電気的活動がなく、機械的活動(収縮・拡張)もない状態。

心静止の原因

① 重篤な病態(急性心筋梗塞、肺血栓塞栓症、重症アシドーシス、低酸素血症、低体温症など)。
② 上記病態のターミナルにおいて出現する。
③ 心室頻拍、心室細動、重篤徐脈が持続したあとに発現。

 ナースがやるべきこと

★ ただちに胸骨圧迫などの心肺蘇生を行う。
★ ただちに医師に連絡。

Point!
電気ショックは効果がない。

用語解説

* 心停止
心臓からの拍出がない、あるいはほとんどなく、血圧が測定できず、脈拍も触知できない状態。

①と②は電気ショックを行いますが③と④は行うべきではありません

心停止における心電図所見
① 心室細動
② 無脈性心室頻拍
③ 無脈性電気活動
④ 心静止

理解度チェック

P.113〜119 の おさらい

Q1
(1) 下記の心電図の診断は何か。
(2) 対処として正しいものを下記から選べ。

a. 経過観察　b. 引き継ぎ時、医師に報告　c. ベッドに駆け付ける

答えは P.121

Q2
(1) 下記の心電図の診断は何か。
(2) この患者の何を確認するべきか？

a. 脈の有無　b. 体温　c. 尿量

答えは P.121

A1 (1) 心室細動
(2) c

▼解説

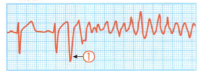

暗記しておくべき心電図です

✓ ここをチェック！

① 3拍目に心室期外収縮が出現。そのQRS波はR on T型心室期外収縮である。その後は明確なQRS波とT波がなく、基線の不規則な振れ様の波形が続いている。

● 心室頻拍や心室細動は緊急な対処を必要とするため、一個人で判断し、処置をしなければならないときがある。
● 心室細動を疑ったらまずベッドサイドへ行き、患者の状態を観察。心室細動ならば意識はない。

A2 (1) 無脈性電気活動
(2) a

▼解説

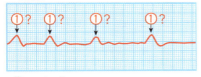

見た瞬間、動けるようになりましょう

✓ ここをチェック！

① 幅広いQRS様波が不規則に出現している。心拍数は計れない。
② 身体所見として脈拍が触知不能。

● 無脈性電気活動の診断を下すには、異常なQRS波が認められ、脈拍の触知不能、または血圧の測定不能の存在が必要。

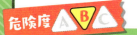

発作性上室頻拍
Paroxysmal Supraventricular Tachycardia（PSVT）

処置 ただちに医師へ連絡
　　　※バイタルサイン異常⇒蘇生術の準備
医師への報告 ただちに報告

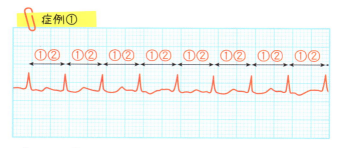

症例①

✓ ここをチェック！

① 頻拍発作である（心拍数 150 拍 / 分）。
② RR 間隔は規則正しく、また QRS 波は幅が狭い（0.10 秒以下）。
③ P 波は不明瞭。

幅の狭い
QRS 波の頻脈が
突然始まり、
終わります

発作性上室頻拍とは

- 発作性に起こる頻拍（心拍数 150 〜 250 拍 / 分）。**突然始まり、突然終わる**ため、発作性頻拍と呼ばれる。
- **動悸**を訴える患者が多い。心拍が非常に速い例や低心機能例では、心拍出量が低下して血圧低下や意識低下をきたすことも。

発作性上室頻拍の原因

① WPW症候群（→P.150）。
② 虚血性心疾患、心臓弁膜症、高血圧症。

ナースがやるべきこと

発作時

★ 動悸を訴える程度であれば、患者には「**治療ですぐに良くなる**」ことを伝えて安心させる。次いで医師に連絡。

★ 息切れ、血圧の低下、意識の低下など**バイタルサインに異常がある場合は、医師に緊急連絡するとともに緊急処置を準備**。

★ 発作が持続するようであれば抗不整脈薬を投与。

★ 持続するものや重篤なものは電気ショック（カルディオバージョン）や心臓ペーシングを用いて洞調律化を図る。

- **発作の予防**
  ⇒ 抗不整脈薬の投与も可
- **根治療法**
  ⇒ カテーテル・アブレーション

非発作時

★ 原因を調べ、発作予防を行う。

Step UP リエントリー(回帰)のいろいろ

発作性上室頻拍は、興奮(刺激)がグルグルと旋回する(リエントリーまたは回帰と呼ぶ)ことによる(表2)。グルグル回る刺激は 150〜250 回/分と速くなるため頻拍となる。その刺激はヒス束から心室へと(正常の伝導路で)伝わるため、QRS 波の幅は狭い。

(1)マクロ(大きな)リエントリー回路(WPW症候群)

大きなリエントリー回路は①心房→②房室結節→③ヒス束・脚→④心室→⑤ケント束→①心房→……となる。

発作でないときは PQ 間隔は短く、⊿波を伴う幅広い QRS 波があるが、発作時は⊿波が消失。このため、発作時は QRS 波の幅は狭くなる。

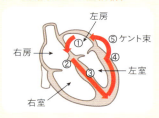

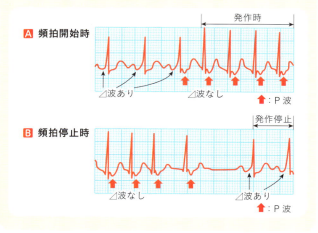

A 頻拍開始時

B 頻拍停止時

（2）ミクロ（小さな）リエントリー回路
　　（房室結節リエントリー性頻拍）

房室結節の中を興奮がグルグル回る。

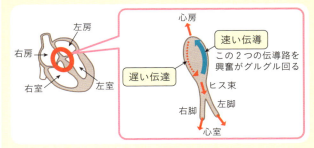

● 頻拍発作時

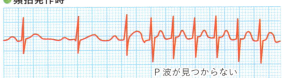

P波が見つからない

表2 リエントリーする組織

a) ケント束（心室と心房の間）
b) 房室結節の中
c) 心房の中
d) 洞結節の中

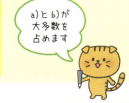

a)とb)が大多数を占めます

Point!
発作の経験豊かな患者の中には、自身で迷走神経刺激（バルサルバ法や頸動脈洞マッサージ法）を行って止める人もいる。ただし、**頸動脈硬化のある人への頸動脈洞マッサージ**は塞栓症の発現などに注意が必要。

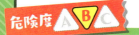

心房細動
Atrial Fibrillation（Af）

処置 ただちに医師へ連絡。古くからあるものは経過観察
医師への報告 ただちに報告

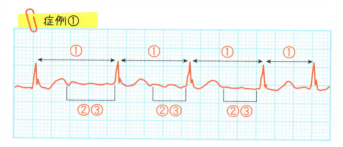

症例①

☑ここをチェック！

① RR間隔はまったくの不整。
② P波がない。
③ 基線が細かい振れ（f波と呼ぶ）で満ちている。

心房の震えが基線の細かな振れに現れています

心房細動とは

- 心房が震えている状態。心房のあちこちで不規則に興奮が起きている。起き始めには、心拍のリズム不整と頻脈による動悸などの自覚症状が出るが、重篤性は低い。
- 血液をうまく送り出せず、心房内に血流がうっ滞するため、血栓ができやすい。脳梗塞などの塞栓症を合併する可能性がある。
- 心拍出量の減少（約10%）に伴い、心不全をきたす可能性がある。

心房細動の原因

①心房に負荷のかかる疾患（高血圧症、心臓弁膜症など）。
②加齢（高齢）。

ナースがやるべきこと

★ 症状の有無、心拍数や血圧などとともに医師に報告。
★ 心不全の発症・悪化に注意して観察を続ける。

> ● **心房細動の治療**
> 以下の3つを行う。
> ①薬物、電気ショック、カテーテル・アブレーションのいずれか、あるいは複数。これにより心房細動を消失させ、洞調律に戻す。
> ②速くなった心拍数を低下させる薬物の投与。
> ③上記②に抗凝固薬を併用。

頻脈性・発作性の場合は悪化に注意！

理解を深めよう！ 心房細動

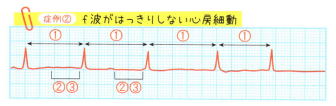

症例② f波がはっきりしない心房細動

✓ ここをチェック！

① RR間隔はまったくの不整である。
② P波がない。
③ 基線の細かい振れ（f波）がない（明確でない）。

ナースの対応

こう考える

- モニター心電図では誘導は通常1つであるため、f波が存在しているにもかかわらず、不明確なことがある。このようなときは①誘導を変えてみる、②標準12誘導心電図を記録する、ことでf波が見出せることがある。
- リズム（RR間隔）の不整が著しく、少し長い記録をとってみてもP波が見つからなければ、f波が細かい心房細動を疑う。

こう動く

- 症例①の「ナースがやるべきこと」と同様。

洞停止（→ P.134）や洞房ブロック（→ P.135）
といったP波のない不整脈もあるので、
慎重に判読しましょう

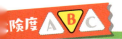

心房粗動
Atrial Flutter（AF）

処置 早急に対処（抗不整脈薬の投与、電気ショックなど）
医師への報告 心拍が速いものはただちに報告

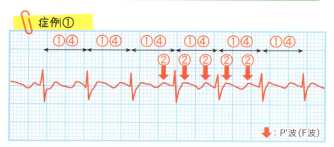

症例①

↓：P'波（F波）

✓ ここをチェック！

① 頻脈である（心拍数130拍/分）。
② 基線に粗いノコギリ状の波形（F波）が連続的に発現している。
③ 2つのF波に対するQRS波の数は1つ。すなわち、心房の興奮2に対して心室の興奮1となっている（2：1伝導）。
④ RR間隔は規則正しく、またQRS波は幅が狭い（0.08秒）。

発作性上室頻拍や心房細動との鑑別が難しいです

心房粗動とは

- 電気的興奮が心房内を旋回し、何回かに1回、心室に興奮が伝わる状態。毎回伝わるものを1:1伝導、2回に1回伝わるものを2:1伝導と呼ぶ。どちらも頻拍（F波は240〜340拍/分）。
- 動悸のほか、心疾患患者や高齢者では心不全の可能性がある。
- 1:1伝導では頻拍のため心拍出量が減少し、意識低下や失神、心不全につながる。心室細動（→P.113）を起こす可能性も。

心房粗動の原因

①心疾患（弁膜症、心筋症、虚血性心疾患など）。
②甲状腺機能亢進症、慢性閉塞性肺疾患、高度貧血。
③睡眠不足、過度の飲酒。

ナースがやるべきこと

頻拍発作時（緊急時）

★ 1:1伝導⇒早急に対処（心房粗動を止める or 心拍を遅くする）
粗動の停止法⇒①抗不整脈薬、②電気ショック、③心臓ペーシング
★ 2:1伝導⇒心不全徴候が出た場合は早急に対処。1:1伝導になる可能性あり。

非緊急時

★ 頻拍にならないよう抗不整脈薬を投与。
★ 根治的治療⇒カテーテル・アブレーションでリエントリー（多くは右心房で発生）回路を切断。

理解を深めよう！ 心房粗動

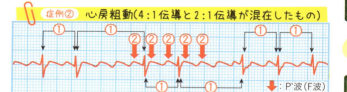

症例② 心房粗動（4：1伝導と2：1伝導が混在したもの）

↓：P'波（F波）

✓ ここをチェック！

① リズムが不規則な頻脈。心拍数はおよそ105拍/分。
② 基線は粗いノコギリ状のF波が連続している。ノコギリ様のF波は明瞭で、その数は250拍/分である。
③ 4：1伝導と2：1伝導が混在している。
④ QRS波は幅が狭い（0.08秒）。

ナースの対応

こう考える
◆ 抗不整脈薬が投与されており、心拍数は比較的遅くコントロールされている。ただし、2：1伝導もあり、こちらの伝導が多くなると心不全になる可能性がある。

こう動く
◆ モニター心電図や症状などの変化に注意を払う。

Point!
・伝導比が一定 ⇒ RR間隔は規則正しい
・伝導比が不規則 ⇒ RR観測は不規則
※伝導比：心房から心室に興奮が伝わる割合

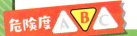

洞不全症候群
Sick Sinus Syndrom (SSS)

処置 十分に経過観察
※極端な徐脈⇒ペースメーカーなどの治療

医師への報告 不要 ※極端な徐脈⇒ただちに報告

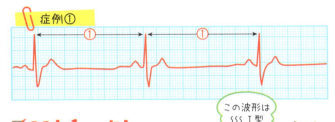

症例①

この波形は
SSS Ⅰ型

✓ ここをチェック!

① 高度の徐脈である(心拍数 34 拍/分)。
② 徐脈以外は大きな異常はない。

表3 洞不全症候群の3型(ルーベンシュタイン分類)

Ⅰ型	高度の洞性徐脈	洞調律で心拍数50拍/分以下の持続性高度徐脈
Ⅱ型	洞停止型(洞停止・洞房ブロック)	・補充収縮がなくPP間隔が著しく延長 ・補充収縮(房室接合部あるいは心室)を伴うもの
Ⅲ型	徐脈頻脈症候群	発作性心房細・粗動や発作性上室頻拍などの上室性の頻拍不整脈などと徐脈性不整脈が混在するもの

洞不全症候群とは

- 洞結節の異常によって、洞結節の活動性(自動能)が低下したり、興奮伝導が障害されたりして起こる不整脈。
- 表3 に示した3タイプ(Ⅰ型～Ⅲ型)がある。

Point!
通常の洞性徐脈の診断基準は、60拍/分以下。しかし、50～60拍/分の洞性徐脈は珍しくない。

洞不全症候群の原因

①加齢(高齢)。
②β遮断薬や抗不整脈薬などの薬剤投与。
③迷走神経の緊張亢進状態。
④洞結節の器質的障害。

ナースがやるべきこと

★ 極端な徐脈にならなければ、特別な治療は不要。
★ RR間隔が4～5秒以上になる重篤な徐脈では失神発作(アダムス・ストークス発作)が発現したり、心室頻拍などの重篤心室性不整脈を誘発する危険性があるので、慎重なフォローアップが必要。
★ 高度な徐脈が出現する場合は、心臓ペースメーカー植込みを行う。

理解を深めよう！ 洞不全症候群

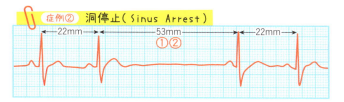

症例② 洞停止（Sinus Arrest）

✓ ここをチェック！

① 2拍目と3拍目のPP間隔が他の間隔の2倍以上に延長している。
② 延長している部分にはP波はない。

洞停止とは

- 洞結節の刺激生成が一過性に中断してしまう徐脈性不整脈（ルーベンシュタイン分類Ⅱ型）。
- 一過性にPP間隔が延長し、通常の1.5倍以上となる。

こう動く
- 症例①の「ナースがやるべきこと」と同じ。

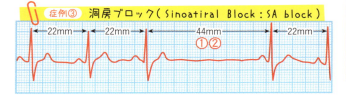

✅ ここをチェック！
① 3拍目と4拍目のPP間隔が他の間隔の2倍に延長している。
② 延長している部分にはP波はない。

洞房ブロックとは

- **洞結節と心房の間に生じるブロック**。洞結節で繰り返される刺激生成は正常であるが、その刺激が心房に伝わらないことによって一過性に徐脈性不整脈が起きている（ルーベンシュタイン分類Ⅱ型）。
- **延長したPP間隔は通常のものの整数倍となる**（上記の波形は2倍）。

Point!
延長している部分にP波がないことをよく確認すること！

こう動く
- 症例①の「ナースがやるべきこと」と同じ。

135

症例④ 徐脈頻脈症候群（Bradycardia Tachycardia Syndrome）

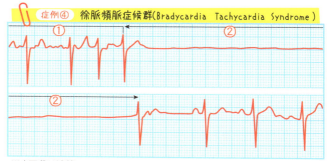

※上下段は連続

✓ ここをチェック！

① 4拍目までは速い心房細動である（心拍数はおよそ110拍/分）。
② 4拍目のあとには約5秒間の心停止がある。

> 上の波形は心房細動と洞停止が起きているときのものです

徐脈頻脈症候群とは

- 高度な徐脈（洞停止または洞房ブロック）と頻拍発作（心房細動または発作性上室頻拍）を認める症候群（ルーベンシュタイン分類Ⅲ型）。

ナースの対応

こう考える
- 洞停止と心房細動発作を認めた徐脈頻脈症候群である。
- 徐脈への対処は高度徐脈と同様だが、頻脈に対する治療も必要。

こう動く
- 医師の指示のもと、必要に応じて心臓ペースメーカー植込みに加え、抗不整脈薬の投与やカテーテル・アブレーションを併用。

理解度チェック

P.122〜136 のおさらい

Q1
(1) 下記の心電図のP波はどこにあるか。
(2) 心電図診断は何か。

a. 洞性頻脈 b. 上室性頻拍 c. 心室頻拍

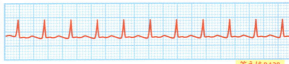

答えはP.138

Q2
(1) 下記の心電図のP波はどこにあるか。
(2) 心電図診断は何か。

a. 洞停止 b. 上室期外収縮 c. 心房細動

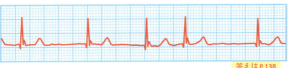

答えはP.138

Q3
(1) 下記の心電図の心拍数はいくらか。
(2) 心電図診断は何か。

a. 洞性徐脈 b. 2度房室ブロック c. 3度房室ブロック

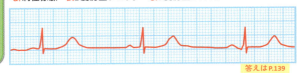

答えはP.139

A1 (1) P波は見当たらない（QRS波の中に埋まっている可能性が高い）。
(2) b

▼解説

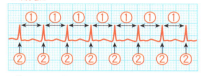

☑ ここをチェック！

① RR間隔が整の頻拍（165拍/分）。
② QRS波は幅狭（0.08秒）。

A2 (1) P波はない。
(2) c

▼解説

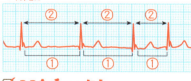

☑ ここをチェック！

① P波がない。
② RR間隔がまったくの不整。

● P波が見つからないときは以下を考える。
　a) P波がない
　　・まったく出ていない（洞停止など）
　　・隠れている（QRS波の中などに）
　b) 細かな f 波でよく見えない

(1) 43拍/分
(2) a

▼解説

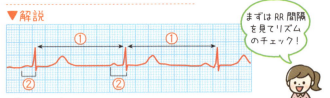

まずはRR間隔を見てリズムのチェック！

✓ ここをチェック！

① RR間隔が整。
② P波のあとに必ずQRS波が出ている。

- この波形はRR間隔が整（35mm）であるため、計算は簡単。1,500/35（mm）＝43拍/分となる。
- P波のあとに必ずQRS波が出ているため、Ⅱ度やⅢ度の房室ブロックではない。高度な徐脈であり、洞不全症候群（ルーベンシュタインⅠ型）が疑われる。

P波の有無、RR間隔（リズム）のチェックには慣れてきましたか？

危険度 A B **C**

1度房室ブロック
First Degree Atrioventricular Block

処置 不要
医師への報告 不要。進行する場合は報告

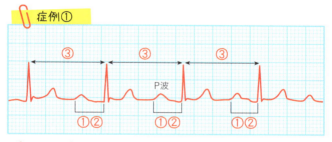

症例①

✓ ここをチェック！

① PQ（PR）時間が延長している（7.5mm、0.3秒）。
② P波のあとに、少し遅れているが必ずQRS波が出ている。
③ リズムは整（心拍数71拍/分）。

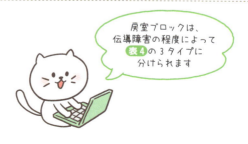

房室ブロックは、伝導障害の程度によって表4の3タイプに分けられます

1度房室ブロックとは

- 房室ブロックとは、**心房からの刺激(興奮)が心室に伝導される過程において障害(遅延または途絶)が生じている**不整脈のこと。
- 1度房室ブロックでは、房室伝導障害が延長するのみ(PQ間隔の延長)。症状の発現はない。

表4 房室ブロックの3型

1度房室ブロック	単なる遅延
2度房室ブロック	時に途絶
3度房室ブロック	完全な途絶

1度房室ブロックの原因

①房室結節内の伝導遅延。
②自律神経の影響。
③β遮断薬などの薬剤投与。
④心筋症などの心疾患。
⑤若年健常者にも見つかる。

ナースがやるべきこと

★ 無処置でOK。
★ 高度房室ブロックへの進行に注意。

危険度 A B C

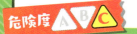

ウェンケバッハ型2度房室ブロック
Second Degree Atrioventricular Block of Wenckebach/Mobitz Ⅰ Type

処置 不要
医師への報告 カンファレンスなどで報告

症例①

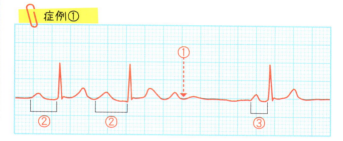

✓ ここをチェック!

① 3つ目のP波のすぐあとに本来あるべきQRS波が発現していない。しかし、他のP波のあとにはQRS波が存在する。

② 1拍目のPQ間隔より2拍目のそれは延長している。

③ QRS波の脱落のあと、P波のあとにはQRS波が続いて出現しており、このPQ間隔は元の長さに戻っている。

PQ間隔が徐々に延長したのちにQRS波が脱落します。このとき、PP間隔が徐々に短縮することもあります

ウェンケバッハ型2度房室ブロックとは

- 心室から心房への興奮の伝導（房室伝導）が数拍に1回抜ける、**一過性の房室伝導途絶**。
- 多くは房室結節内の伝導遅延による。まれにヒス束以下の障害によるものもある。
- 時に**動悸**を自覚することがある。

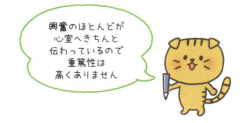

興奮のほとんどが心室へきちんと伝わっているので**重篤性は高くありません**

ウェンケバッハ型2度房室ブロックの原因

① 多くは自律神経の影響。

ナースがやるべきこと

★ 治療は不要。
★ 症状のあるもの、高齢者で日中に発現するものはホルター心電図などで精査。

Point!
ウェンケバッハ型は「モビッツⅠ型」とも呼ばれる。

危険度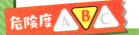

モビッツⅡ型 2 度房室ブロック
Second Degree Atrioventricular Block of Mobitz Ⅱ Type

- **処置** 十分に観察
- **医師への報告** 早目に報告

症例①

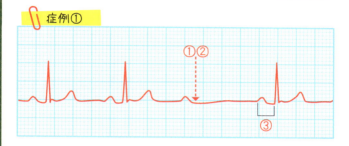

✓ ここをチェック！

① 3 つ目の P 波に続くべき QRS 波がない。他の P 波のあとには QRS 波が発現している。
② PQ 間隔の変動などの異常がない中、突然 QRS 波が脱落する。
③ QRS 波の脱落後、次の P 波のあとに QRS 波が正常時間内に続いて出現している。

> PQ 間隔は変化せずに
> 何拍かに 1 回
> QRS 波が脱落します

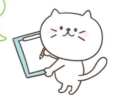

モビッツⅡ型2度房室ブロックとは

- **房室伝導が突然途絶える一過性の房室伝導障害。**
- 多くは病的(器質的)。ヒス束以下の伝導障害が起こっている可能性が高い。
- **動悸**や**息切れ**を生じることがある。

 ## モビッツⅡ型2度房室ブロックの原因

① あらゆる心疾患(心筋障害、虚血性心疾患、先天性心疾患など)。
② 急性の心疾患(急性心筋炎、急性心筋梗塞など)。

 ## ナースがやるべきこと

★ ウェンケバッハ型(モビッツⅠ型)との鑑別のため、精査する。モビッツⅡ型であれば多くが**心臓ペースメーカー植込み**となる。
★ 急性心筋炎や急性心筋梗塞などの急性心疾患に一過性に発現する場合は、**体外式の一時的ペースメーカー**の適応となることがある。

> 心疾患を合併していることが多いので高度徐脈や心停止への移行に注意!

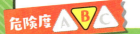

3度房室ブロック（完全房室ブロック）
Third Degree Atrioventricular Block（Complete Atrioventricular Block）

処置 体外式ペースメーカーなどを準備
医師への報告 早急に報告

症例①

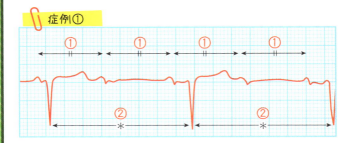

✓ ここをチェック！
① P波と② QRS波が別々の独立した規則性あるリズムを示している。
① P波は88拍/分と速く、② QRS波は39拍/分と遅い。

拍数が非常に少ない
または QRS 波の幅が
異様に広いときは重症

3度房室ブロック(完全房室ブロック)とは

- **房室伝導がまったく途絶えている房室ブロック**。心房と心室の興奮が解離している(**房室解離**)。そのため、心電図では心房(P波)と心室(QRS波)はそれぞれ固有の規則性あるリズムを示す(心房はやや速いリズム、心室はやや遅いリズム)。
- ヒス束のブロック、右脚と左脚が障害された両脚ブロック(3枝ブロック)などがある。
- 多くの例で**動悸**や**息切れ**を生じる。心不全や**失神発作(アダムス・ストークス発作)**を生じやすい。しばしば緊急来院する。

3度房室ブロック(完全房室ブロック)の原因

①あらゆる心疾患(心筋障害、虚血性心疾患、先天性心疾患など)。
②急性の心疾患(急性心筋炎、急性心筋梗塞など)。

器質的疾患を疑うこと!

ナースがやるべきこと

★ 急性心筋炎や急性心筋梗塞などの急性心疾患に一過性に発現する場合は、医師の指示のもと①観察のみ、②薬物投与、③体外式の一時的ペースメーカーの施行のいずれかを行う。
★ 原則、**恒久的な心臓ペースメーカー植込み**の適応。
★ 重篤例⇒緊急で体外式ペーシングか心臓ペースメーカー植込み

理解度チェック

P.140～147 のおさらい

Q1
(1) 下記の心電図の診断は何か。
(2) このとき心臓では何が起きているか。

a. 洞結節の異常　b. 心房の異常　c. 房室伝導障害

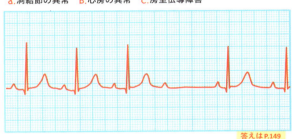

答えはP.149

Q2
(1) 下記の心電図の診断は何か。
(2) このとき心臓では何が起きているか。

a. 洞結節の異常興奮　b. 心室の異常　c. 心房と心室が別々のリズムで作動

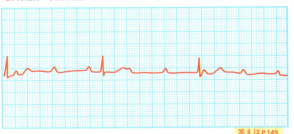

答えはP.149

A1 (1) モビッツⅡ型2度房室ブロック
(2) c

▼解説

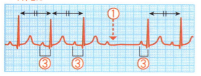

QRS波が1つなくなっていますね

☑ ここをチェック！

① 4つ目のP波のあと、突然、QRS波が脱落している。

② その後は正常のリズムに戻っている。

③ PQ(PR)間隔は上記のものを除けばすべて正常である。

● 病的な房室伝導障害が疑われる。精査ののち、必要に応じて心臓ペースメーカー植込みを施行。

A2 (1) 3度房室ブロック(完全房室ブロック)
(2) c

▼解説

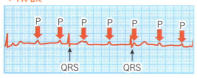

P波とQRS波がバラバラに出ています

☑ ここをチェック！

① P波とQRS波は別々の独立した、規則性あるリズムである。

② P波は107拍/分と速く、QRS波は38拍/分と遅い。

● 通常、P波の拍数は多くなり、QRS波の拍数は少なくなる。

● 薬物では改善しないため、緊急の体外ペーシングまたは心臓ペースメーカー植込みを行う。

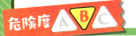

WPW症候群
Wolff-Parkinson-White Syndrome

処置 発作時以外は不要
※頻拍発作⇒抗不整脈薬の投与など
医師への報告 発作時は至急連絡

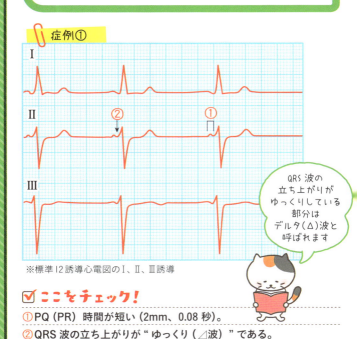

症例①

※標準12誘導心電図のⅠ、Ⅱ、Ⅲ誘導

QRS波の立ち上がりがゆっくりしている部分はデルタ(Δ)波と呼ばれます

☑ ここをチェック！

① PQ (PR) 時間が短い (2mm、0.08秒)。
② QRS波の立ち上がりが"ゆっくり(△波)"である。

WPW症候群とは

- 頻脈発作を起こすことがある症候群。
- 房室間の伝導が通常の伝導路とは別の伝導路(ケント束という副伝導路)ももつため、頻拍発作を起こす。
- 頻拍発作がないときは、症状はまったくない。
- 発作性上室頻拍(→ P.153)または発作性心房細動(→ P.154)の頻拍発作が起こる可能性がある。

WPW症候群の原因

①ケント束の存在。
②先天性心疾患に合併。

ナースがやるべきこと

頻拍発作がない場合
★ 特別な処置は不要。

頻拍発作がある場合
★ 抗不整脈薬の投与、カテーテル・アブレーション、外科手術。

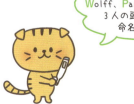

報告者であるWolff、Parkinson、Whiteの3人の頭文字を取って命名されました

WPW症候群が起こるしくみ

- 房室間の興奮の伝導路は「心房→房室結節→ヒス束→脚→プルキンエ線維→心室筋」であるが、別の伝導路をもつものがある。早期興奮症候群といい、WPW症候群もその1つである。WPW症候群は、ケント束（Kent bundle）という副伝導路を有する（図1）。副伝導路には数種類があるが、ケント束は心房と心室をつなぐ回路である。

図1 WPW症候群の心電図波形のでき方

①心房が興奮　　②ケント束を介する　　③ケント束と房室結節
　　　　　　　　　一部の心室筋が興奮　　の2本を介して心室
　　　　　　　　　　　　　　　　　　　　が興奮

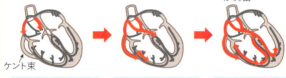

ケント束

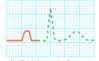
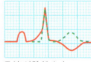

点線はケント束の　　デルタ波（△波）が　　T波が陰性となっ
ない正常の場合の　　形成される　　　　　ている
波形

- 副伝導路には、房室結節のように伝導速度を遅くする機能がないため、心房の興奮は副伝導路を速い速度で心室に伝わる。心房の興奮は通常の伝導路と副伝導路の2つの回路を下るが、副伝導路のほうが速いため、これの付着している心室部分がより早期に興奮する。これが△波の成因である。通常の伝導より速いため、PQ時間は短縮となる。
- ケント束を経た刺激は心室の一部を早期に興奮させるが、通常の伝導路を経た刺激はやや遅れて心室筋を興奮させる。その結果、QRS波は2つの興奮による合成波となる。

● △波の現れ方
①常に出るもの、②ときどき出るもの、③心電図上には現れないもの（潜在性WPW症候群）の3型がある

理解を深めよう！ WPW症候群

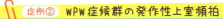

症例② WPW症候群の発作性上室頻拍

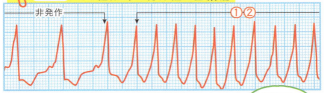

✅ ここをチェック！

① 心拍数 215 拍/分、リズム整の頻拍発作である。
② QRS波の幅が広い（0.14秒）→△波があるため

> 症例①に頻拍発作が生じたときの心電図です

🐶 発作性上室頻拍とは

- WPW症候群では通常、2つの房室伝導路で心房から心室へ興奮が伝達されているが、発作性上室頻拍では1つの経路（リエントリー回路）を形成して**回帰頻拍（リエントリー頻拍）**となる。
- リエントリーの伝導方向によって下記の2タイプがある。
  ① ケント束を逆伝導するもの（△波が消失：QRSの幅が狭い）
    ＊経路：心房→**房室結節**→心室→**ケント束**→心房
  ② ケント束を順伝導するもの（△波が存在：QRS波の幅が広い）
    ＊経路：心房→**ケント束**→心室→**房室結節**→心房

ナースの対応

- バイタルをチェックし、医師に連絡。
- 救急カートを準備。

症例③ WPW症候群の発作性心房細動　**より注意**

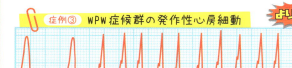

①②

> QRS波が広く心室頻拍に似ているため「偽性心室頻拍」ともいわれます

☑ ここをチェック!

① 心拍数 240 拍/分、頻拍発作である。
② リズム不整が著しく、QRS波の幅が広い（0.12秒）。

発作性心房細動とは

- WPW症候群で起こる頻拍発作の1つ。①心拍が異常に速い、②QRS波が幅広い、③RR間隔が不規則が特徴。ケント束は不応期が短いため通常の心房細動より多くの興奮が心室に伝わり、非常に速い頻拍症となる。
- 高頻拍のため、心室細動が生じやすい。動悸や息切れが発現する。意識低下が起こる可能性がある。

ナースの対応

こう動く

〈頻拍発作時〉
- 迷走神経刺激、抗不整脈薬投与、電気ショック（カルディオ・バージョン）を施行。

〈心房細動発作時〉
- 早急に上記の処置（心室細動へ移行することがあるため）。

〈頻拍発作の予防〉
- カテーテル・アブレーションあるいは外科手術でケント束を切断。

WPW症候群の頻拍発作

- WPW症候群の頻拍発作は以下の3型に分けられる。

A QRS幅の狭い上室頻拍発作(△波消失)

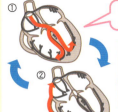

①房室結節を下行
②心室からの刺激がケント束を上行

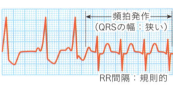

頻拍発作
(QRSの幅：狭い)
RR間隔：規則的

B QRS幅の広い上室頻拍発作(△波は存在)

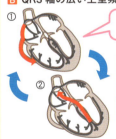

①ケント束を下行
②心室からの刺激は房室結節を上行

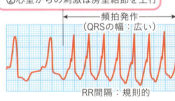

頻拍発作
(QRSの幅：広い)
RR間隔：規則的

C 心房細動発作(△波は存在)

刺激はケント束と房室結節を下行

QRSの幅：広い

心房細動による
不規則興奮

WPW症候群は
ここまで押さえれば
バッチリです

155

危険度 A B **C**

脚ブロック
Bundle Block

処置 不要
医師への報告 不要。新たに起こった場合はカンファレンスなどで報告

症例① 完全右脚ブロック

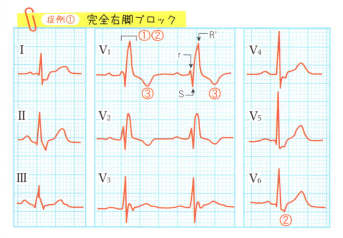

✓ ここをチェック！

① QRS波が幅広い (3.5mm、0.14秒)。
② QRS波はV₁でrSR'、V₆で幅広いS波がある。
③ V₁のT波は陰性。

モニター心電図(1つの誘導)では診断が困難なので確定には標準12誘導心電図をとる必要があります

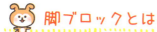
脚ブロックとは

- 脚における伝導障害。左右脚の一方のブロックは右脚または左脚ブロックで、両脚の場合は完全房室ブロックとなる。
- 右脚は左脚よりも細くて長いため、伝導障害が起こりやすい。
- 右脚ブロックは、右脚の伝導障害（症例①）。不完全右脚ブロックと完全右脚ブロックがある。
- 右脚ブロックは特別な症状はないが、心肺疾患などで右心系への負荷が原因の場合は負荷による症状が出ることがある。

〈右脚ブロックで QRS 波が広がる理由〉
右脚が障害⇒左脚を伝わって左心室から右心室へ興奮が伝導
⇒遠回りする分、伝わるのに時間がかかる⇒ QRS 波の幅が広がる

脚ブロックの原因

【右脚ブロック】
- 健常者、先天性心疾患、肺疾患、肺動脈疾患など

【左脚ブロック】
- 心疾患、まれに健常者にも起こる

ナースがやるべきこと

★ 特別な処置は不要。

Point!
QRS 波の幅（時間）は完全右脚ブロックでは 0.12 秒以上、不完全右脚ブロックでは 0.12 秒未満。

理解を深めよう！ 脚ブロック

症例② 完全左脚ブロック　**より注意**

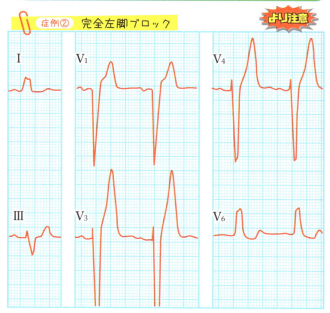

✓ ここをチェック！

① QRS 波に下記の異常を認める。
- 幅が広い（3mm、0.12 秒）。
- V₁ は QS 型（r 波がない）で、V₆ には q 波がない。
- I、V₆ の R 波に結節がある。

② I、V₆ の T 波は 2 相性。

左脚ブロックとは

- **左脚の伝導障害**によって起こる。特別な症状はない。しかし、心疾患を有することが多く、この病態による症状を認めることがある。
- 刺激伝導系はヒス束から左右の脚に分かれるが、左脚はさらに前枝と後枝に分かれ、心室に放射状に広がる。左脚ブロックが存在する場合、**心室筋の広範囲の障害**がある可能性が高い。
- 心筋疾患、虚血性心疾患、高血圧心疾患、またはこれらが悪化したときに発現。

ナースの対応

こう動く
- 原因となっている心疾患の存在あるいは状態を調べる。

左脚ブロックの心電図の特徴

① QRS波に下記の異常を認める。
- 幅が広い(3mm、0.12秒以上)。
- V_1 は QS 型、または小さい r 波を認める。
- V_6 には q 波がない。
- I、aVL、V_6 で QRS 波は上向きで、R 波には結節または分裂がある。

② I、aVL、V_6 の T 波は陰性、時に二相性。

> 脚ブロックの形は多種多様。気づけるようになるには、数をこなすしかありません

理解度チェック

P.150〜159 の おさらい

Q1

(1) 下記の心電図の診断は何か。
(2) 対処として正しいものを下記から選べ。

a. 放置　b. 経過観察　c. 緊急に対処

答えは P.161

Q2

(1) 下記の心電図の診断は何か。
(2) 診断確定のために取るべき行動を下記から選べ。

a. 12誘導心電図を撮る　b. 胸部X線を撮る　c. 心エコー図検査を行う

答えは P.161

160

A1
(1) WPW症候群の発作性上室頻拍
(2) c

▼解説

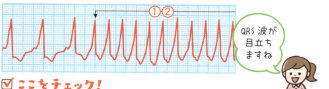

QRS波が目立ちますね

☑ ここをチェック！

① 心拍数230拍/分、リズム整の頻拍発作である。
② QRS波の幅が広い(0.12秒)。
- リズムが整で幅広いQRS波による頻拍を見たら、以下を考える。
  ① 脚ブロックを伴った発作性上室頻拍
  ② WPW症候群の発作性上室頻拍(ケント束順伝導の逆方向房室回帰頻拍)
  ③ 心室頻拍
- 一般に幅広いQRS波の頻拍を見つけたら、緊急に対処する。

A2
(1) 完全右脚ブロック
(2) a

▼解説

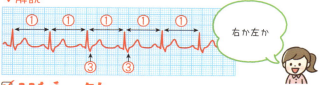

右か左か

☑ ここをチェック！

① リズムは規則正しく、PR間隔とRR間隔も一定。
② QRS波の幅は広い(3mm、0.12秒)。
③ 幅広いS波がある(モニター心電図の誘導はV_5、V_6に近いもの)。

- 幅広いQRS波を見つけたら、以下の3つを疑う。
  ①脚ブロック　②WPW症候群　③心室期外収縮
  本症例では②と③は否定的であるため、①の可能性が高い。
- 本症例の誘導は左室側のものである可能性が高い。
  波形と照らしわせると、どちらかというと右脚ブロックと推測される。

図2　標準12誘導心電図の波形

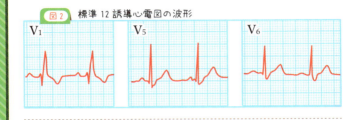

記録中にリズムが整で
QRS波の幅が広くなったら
脚ブロックの発現を推測し
標準12誘導心電図を
撮るとともに
病態の進行の有無を
評価しましょう

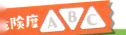

アーチファクト
Artifact

処置 アースの設置、近くにある電化製品を遠ざける、など
医師への報告 不要

症例①

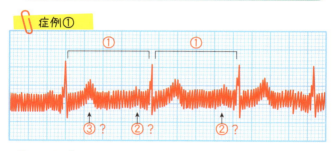

☑ ここをチェック！

① QRS 波以外の部分は細かい、規則正しい振れ（50 回 / 秒）で満ちている（一部にこれの乱れがある）。
② P 波は不明瞭で、存在するか否か評価できない。
③ T 波らしきものはありそうにも見えるが、はっきりしない。
④ 心電図の診断を行うことは難しい。

> 心電図に見えて
> 心電図では
> ありません

アーチファクトとは

- 患者の心臓の電気変化ではなく、別の理由で紛れ込んだ波形。

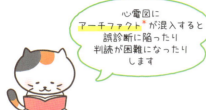

心電図にアーチファクト*が混入すると誤診断に陥ったり判読が困難になったりします

用語解説

* **アーチファクト**
「人工産物」(artifact) という意味。

アーチファクトの原因

- 患者やモニター近くの電気製品からの交流(電流)の混入。
- 患者の体動(歯みがき)など。
- 電極外れ。

ナースがやるべきこと

★ アースを適切に設置する。
★ 近くにある電気製品を遠ざける。
★ 電極の外れがないか確認する。

理解を深めよう！ アーチファクト

症例② 体動による筋電図の混入

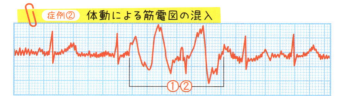

✓ ここをチェック！
① リズムは整であったが、突然、心室細動様の波形となっている。
② 心室細動にしては波形の変動が大きい。

ナースの対応

こう考える
- 心室細動に似ているが、波形が大きく、変動も大きい。アーチファクトが強く疑われ、運動や寝返りなどが推測される。

こう動く
- アーチファクトであることを確定するため、**ただちにベッドサイドに行く。**

- 心室細動→意識なし
- アーチファクト→意識あり

悩んでるヒマがあるならすぐにベッドサイドへ！

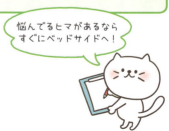

症例③ 歯みがきによる筋電図の混入

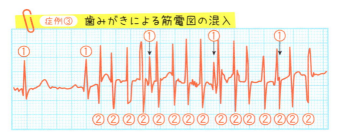

☑ ここをチェック！

① QRS波はリズムが整で出現している。
② QRS波らしきもののほか、鋭い大小の波形が不規則に出現している。

ナースの対応

こう考える
- QRS様の鋭い大小の波形が不規則に出現しており、心室頻拍を疑うような心電図である。しかし、QRS波はリズムが整で出現している。
- 不規則な波形は筋電図の混入ではないかと推測する。

こう動く
- アーチファクトであることを確認するため、ただちにベッドサイドに行く。

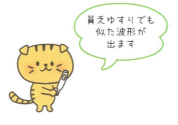

貧乏ゆすりでも似た波形が出ます

症例④ 電極外れ

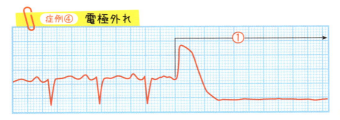

✓ ここをチェック！

① 突然フラットになって、まったく心電図波形がなくなった。

ナースの対応

こう考える
- 波形がなくフラットとなっている。
- 心電図信号が届いていないか、または心静止である。

こう動く
- アーチファクトであることを確認するため、ただちにベッドサイドに行く。

> アーチファクトを
> 見抜くには
> とにかく
> 数多くの波形を
> 見ることです

理解度チェック

P.163〜167のおさらい

Q1

(1) 下記の心電図の診断は何か。
(2) 原因を下記から選べ。

a. 心房細動　b. 心室細動　c. 交流電流の混入

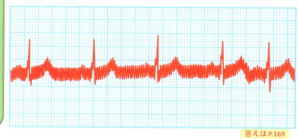

答えはP.169

Q2

(1) 下記の心電図の診断は何か。
(2) 原因を下記から選べ。

a. 心室期外収縮の連発　b. 体動　c. 電極の脱落

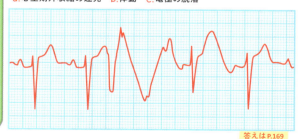

答えはP.169

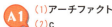

A1
(1) アーチファクト
(2) c

▼解説

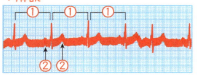

何か変です

☑ ここをチェック！

① 細かく、規則正しい振れ（50回/秒）が続いている。
② P波、QRS波、T波らしきものはあるが、細かな点は確認できない。
- 早急に交流の混入を取り除く。
- 対処はアースの確認、電気製品の移動など。

A2
(1) アーチファクト
(2) b

▼解説

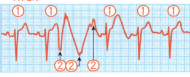

万が一が
ありうる
波形ですね

☑ ここをチェック！

① QRS波はリズム整で出現しているようである。
② そのほかに鋭い大小の波形が不規則に出現している。
- QRS様の鋭い大小の波形は体動を疑うが、心室頻拍を否定すべきである。
- ベッドサイドに駆け付け、患者の状態を確認する。

169

ちょっと一言 モニター心電図と仲良くしよう！

ヒトの心臓は、安静時に1分間に60回、電気的に興奮し、また元の状態に戻る。その回数は1日では86,000回、1年で3,100万回、一生を80年とすると25億回となる（表5）。ヒトの心臓はその間、休まずにリズミカルに電気的興奮を続け、この電気的興奮があってはじめて、心筋が機械的に収縮・拡張し、血液循環が保たれ、ヒトは生き続けることが可能となる。

ところが、この25億回のうちのわずか4秒間(4拍)の心停止が起こると、その間、心拍出量はゼロとなり意識消失が生じる。そしてこれを放置すると10分間で完全な脳死となる。そこで、このような重篤な状況が起こらないよう心電図をモニタリングするわけである。しかし、モニター心電図の監視なしで数日間でも重症不整脈の管理を行おうとすると、看護師の労働は想像を絶するほどの膨大な作業となる。つまり、モニター心電図は医療人を支える、優れたアシスタントといえる。

このような理屈は理解できていても、看護師も医師もしばしばその意義を忘れ、アラームが鳴ってもモニター画面を覗かないことがある。実際、重大事故が起こり、裁判沙汰となった事例も報告されている。

表5 心拍数と心臓からの血液拍出量

時間	心拍数	心臓からの血液拍出量
1日	8万6,000拍	6,000L
1年	3,100万拍	220万L
80年	25億2,000万拍	1億7,000万L

※心拍数を60拍/分、1回あたりの拍出量を70mLで計算

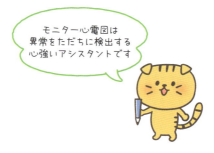

モニター心電図は異常をただちに検出する心強いアシスタントです

第 **4** 章

不整脈の誘発に
つながる心電図異常

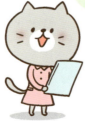

見るべきポイントは
たったの5つ

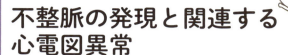

不整脈の発現と関連する心電図異常

Point!
- ▶ モニター心電図で異常に気づけたらしめたもの
- ▶ 異常発見後は、標準12誘導心電図で詳細に分析
- ▶ アーチファクトなど異常の原因を頭に入れて行動する

不整脈の発現と関連する心電図波形の変化には以下のものがある。

● **不整脈につながる異常**
① QRS波（→P.173）
② ST部分（→P.177）
③ T波（→P.185）
④ QT間隔（時間）（→P.190）
⑤ U波（→P.196）

これらの異常はモニター心電図でも発見可能。「何か変だ」と思ったらすぐに12誘導で検討しましょう

上記の①〜⑤は病態の急変、抗不整脈薬の投与、冠動脈インターベンションの施行、心臓の手術前後などで変化するため十分観察する。多くの不整脈では①〜⑤が複数変化するため、総合的に判断することになる。もちろん、症状やバイタルを含めた身体所見なども参考にしなければならない。

忘れてならないのは、①〜⑤の変化は、病態などの変化以外に**体位**（仰臥位、腹臥位、側臥位、坐位など）やコードの揺れなどのアーチファクトによっても生じるということ。心電図に異常が出現したら、必ずベッドサイドへ行き、患者の状況を観察すべきである。対処につながる有用な情報があるかもしれない。

QRS波の異常

Point!
- ▶ 波の高さ、幅、形状に異常が現れる
- ▶ 異常は複合的に起こる
- ▶ 医師に連絡後、標準12誘導心電図を取る

QRS波の異常には以下のものがある。

> ● **QRS波の異常**
> ①波の高さ（電位）：低電位（差）、高電位
> ②幅（持続時間）：脚ブロック、心室性不整脈、デルタ波（WPW症候群）
> ③形状：電気軸の変動、異常Q波、J波（ →P.80 ）など

これらは複合的に起こることが多い。②以外はどれも電極位置の変更や体位の変動によって変化するため、注意が必要である。モニター開始以前からこれらに異常があれば、その存在をよく認識しておく。観察の途中から出現した場合には医師に連絡し、標準12誘導心電図を記録して詳細な解析を行う。

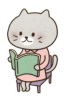

それでは
QRS波の異常例を
見ていきましょう

理解を深めよう！ QRS波の異常

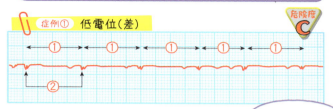

症例① 低電位(差)

☑ ここをチェック！

① 心拍数は75拍/分ほどでリズムはほぼ整である。
② QRS波の電位が異常に小さい。

> P波に比べて
> QRS波が小さいのが
> 特徴

低電位(差)とは

- 標準12誘導心電図において、四肢誘導ではQRS波の電位が0.5mV以下、胸部誘導では1mV以下の状態。
- モニター心電図では低電位や高電位を評価するのは難しい。

低電位(差)の原因

- 心臓の電位が小さくなる病態(甲状腺機能低下症や心筋症)。
- 心臓からの電気信号が十分に伝わらない状態(強い肥満、胸水の大量貯留など)。
- 不適切な記録。

ナースの対応

こう動く

- それまでの心電図と比較する。
- 原因となるような病状(状態)の存在、変化がないかを確認。
- 標準12誘導心電図記録を行う。

Point!

QRS波形の異常を疑ったら、標準12誘導心電図を記録する。また、波形が以前に比べ変化したと感じたら、過去の記録と比較する。

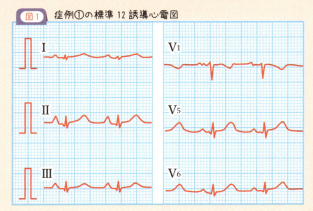

図1 症例①の標準12誘導心電図

QRS波の電位は四肢誘導では0.5mV以下、胸部誘導では1mV以下で、低電位(差)と診断します

※ 0.5mV以下＝①0.5マス以下

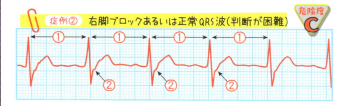

✅ ここをチェック！

① 心拍数は 73 拍/分ほどで、リズムは整。
② QRS 波の幅（時間）を測定するにも、開始時点は明確であるが、終了時点がどこであるかを見きわめるのは困難。終了時点がやや前方とすれば幅は 2.5mm（0.1 秒）となり、やや後方と判定すると 3.0mm（0.12 秒）となる。

こう考える

- QRS 波の幅（時間）が広い（3.0mm、0.12 秒）とすると、心電図波形は左側胸部誘導に近いものだから、完全右脚ブロックが疑われる。2.5mm（0.1 秒）と判断すると QRS 波は正常である可能性が高くなる。

図2 症例②の V_2 と V_5（同時記録）

V_2 を見ると QRS 幅（時間）は 4mm（0.16 秒）と判読することができます

V_2 で幅広い RsR'、V_5 でスラーの S 波があることから完全右脚ブロックと診断する

ST部分の異常

Point!

- ST上昇とST下降がある
- モニター心電図で新たな発現を発見するには誘導位置をいつも同じにすることが大事
- 診断には標準12誘導心電図の記録が必要

ST部分の異常(ST変化)には **ST上昇** と **ST下降(低下)** がある(表1)。

表1 ST変化(上昇、下降)をきたす主な疾患

ST上昇	・健常若年者 ・急性心膜心筋炎 ・冠攣縮性狭心症（異型狭心症）の発作時 ・急性心筋梗塞 ・ブルガダ症候群
ST下降	・高血圧症 ・虚血性心疾患 ・狭心症の発作時 ・急性心筋梗塞 ・種々の心疾患による心機能障害（心不全） ・健常者

モニター心電図でST変化を捉えるには、**誘導位置を常に同じにすることが重要**である。冠攣縮性狭心症の発作は深夜や明け方に起こるため、モニター心電図は有用。急性心筋梗塞や心臓手術後は大きく心電図が変化する。重篤不整脈(心室頻拍など)とともに急性心筋梗塞の再発作や手術関連の合併症を発見するため、電極位置は同じ部位やそれに近いところに置くべきである。

理解を深めよう！ ST部分の異常

 症例① ST下降発作（労作狭心症の狭心症発作）

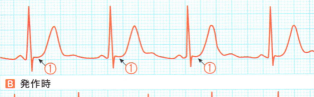
A 発作前

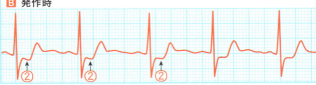
B 発作時

☑ ここをチェック！

① A では ST に異常は認めない。
② B では ST 下降（低下）が発現し、心拍数も少し上昇している。

ナースの対応

こう考える
- 心不全で入院した66歳の患者の記録である。心不全は軽快。リハビリテーション中に胸痛が出現したときの記録である。
- 胸痛発現に伴うST下降が出現していることから、典型的な労作(性)狭心症の狭心症発作である。

こう動く
- ただちに硝酸薬のスプレーを使用したところ、数分で胸痛の消失とともにST下降が元に戻った。

178

症例② ST上昇発作(冠攣縮性狭心症の狭心症発作)

A 発作前

B 発作中

C 発作後

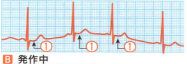
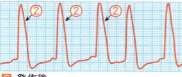
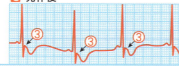

✓ ここをチェック!

① **A** では異常は認めない。

② **B** では著明な ST 上昇と不整脈が発現し、心室頻拍様である。

③ **C** では ST 上昇はなくなり、T 波が陰性化している(**B** から数分後)。

ナースの対応

こう考える

- 51歳の患者の記録である。安静時や夜間に胸痛が発現し始めたため入院となった。睡眠中にST上昇発作が捉えられ、**冠攣縮性狭心症の狭心症発作**と診断された。
- 突然死につながるため、治療が不可欠。

こう動く

- 冠動脈造影などからCa拮抗薬を開始。発作はなくなった。

症例③ ST上昇を伴う急性心筋梗塞の疑い

危険度 A

A 胸痛発現1時間後

① ①

B 胸痛発現3時間後

② ②

✓ ここをチェック！

① A は ST 部分がわずかに上昇している（急性心筋梗塞発症1時間後）。

② B の ST 部分はさらに上昇している。また q 波が出現しており、いわゆる異常 q 波の可能性が高い（発症3時間後）。

こう考える

- A は急性心筋梗塞発症1時間後という急性期のため、ST 部分は軽度の上昇に留まっている。これだけで急性心筋梗塞とは断言できない。
- B は発症3時間後で、ST 部分はさらに上昇している。また q 波が出現している。進行する ST 上昇といわゆる異常 q 波が存在するため、急性心筋梗塞の初期である可能性が非常に高い。

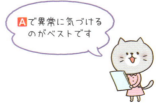

A で異常に気づけるのがベストです

症例③の12誘導心電図

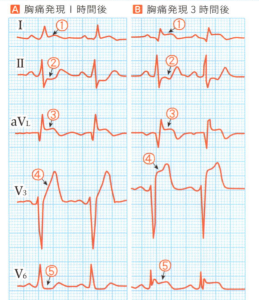

A 胸痛発現1時間後　　B 胸痛発現3時間後

✓ ここをチェック!

① I誘導：AもBもモニター心電図に似ている。AはST部分の軽度上昇のみを認めるが、BはST部分はさらに上昇し、q波が出現。

② II誘導：AはST部分が下降。Bはこれが増強し、かつ右下がり。

③ aVL：Aにq波の発現とST上昇が見られる。BではST上昇が強くなり、またq波の深さは増大している。

④ V_3：AはST部分が上昇し、Bはこれが著しくなっている。

⑤ V_6：AはST部分は下降しているが、Bは上昇となっている。

急性心筋梗塞の心電図変化

急性の貫壁性(心筋の内膜から外膜までの全層)心筋梗塞では発症からの経過時間によって以下の変化が順次(または重複)しながら発現する。

● 急性の貫壁性心筋梗塞で見られる心電図変化
① T波の増高
② ST上昇
③ 異常Q波
④ 陰性(冠性)T波

> 標準12誘導心電図の梗塞部を捉える誘導で確認できます

症例③が示したように貫壁性梗塞であっても誘導や病態によって、ST部分が上昇するもの、下降するもの、変動するもの、とさまざまである。モニター心電図では誘導が1つであるため、ST部分の変化から梗塞部位や時間経過を推測するのは非常に難しい。なお、心内膜下に限局した心筋梗塞ではST上昇は認められず、ST下降のみとなる。

Point!

急性心筋梗塞は発症早期であるほど死亡率が高いため、わずかな変化にいかに早く気づけるかがカギ。急性心筋梗塞を疑ったら、早急に何度か繰り返して標準12誘導心電図を記録する。もちろん、心筋逸脱酵素などの採血検査も行う。診断が確定すれば、冠動脈インターベンションなどの処置を施行する。

> 少しでも判断材料となるデータを取るには、電極はできるだけ同じ位置に置くことが大事です

症例④ ブルガダ症候群の心電図

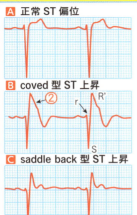

A 正常 ST 偏位

B coved 型 ST 上昇

C saddle back 型 ST 上昇

※すべて同一症例での記録（いずれも V₂ 誘導）。ブルガダ症候群ではこのように ST 部分（↓）などの変化が生じる

✓ ここをチェック！

① A では異常は認めない。
② B C では QRS 波の rSR' 様（不完全右脚ブロック様）変化と ST 上昇が認められる。

ブルガダ症候群 (Brugada Syndrome) とは

- ST 部分の特徴的な上昇と心室細動による突然死をきたすことで知られる疾患群。
- 既往歴や家族歴がないにもかかわらず、検診などの心電図検査で異常が発見される人もいる。男女比は 9：1 と男性に多く、一部には遺伝子異常が見つかっている。

183

ナースの対応

こう考える

- 失神や心室細動の既往、家族に心臓突然死のある人ではブルガダ症候群を疑う。診断には精査が必要。突然死の家族歴があり、電気生理学検査にて致死性不整脈が誘発された場合は植込み型除細動器（ICD）の適応。
- 心室細動発作の頻度が多い場合にはキニジンやシロスタゾールなどの内服薬が考慮されるが、あくまで補助的な役割である。

こう動く

- 疑わしいST変化などが現れたら、繰り返し標準12誘導心電図を記録。心室細動に移行しないか、注意を怠らないようにする。

Step UP　ブルガダ症候群の心電図

- V_1、V_2誘導のQRS波が右脚ブロック様波形（rSr' パターン）を示し、またV_1〜V_3にcoved型（弓状型）、あるいはsaddle back型（馬鞍型）のST上昇を示す（症例④）。
- coved型およびsaddle back型のST上昇は変動しやすく、正常パターンとなることも少なくない。運動負荷やNaチャネルブロッカー抗不整脈薬の投与によってcoved型波形が明確化することがある。
- ブルガダ症候群、あるいはその疑いでのモニター心電図管理はV_1、V_2に近い誘導でモニターするのがよい。

> 1誘導である
> モニター心電図では
> coved型や
> saddle back型の
> 判別は難しいです

T波の異常

> **Point!**
> ▶ 波の高さ、向き、持続時間に異常が現れる
> ▶ モニター心電図での発見は時に難しい
> ▶ 診断には標準12誘導心電図の記録が必要

T波は通常、QRS波(の主要成分)と同じ方向を向いている。ただし、心筋に異常がなくとも、これと異なることもある。たとえば、V_1〜V_2ではQRS波は下向きであるが、成人ではしばしばT波は上向きである。特に高齢の男性ではV_1のT波のほとんどが上向きである(図3)。高齢者でも女性の場合は上向き・下向きのどちらも認める。ところが、小児や若年者ではV_1〜V_3(時にV_4まで)のT波はほとんどが下向きである(図4)。このほか、心筋に異常がないにもかかわらずIII誘導などでも下向きのT波を認めることがある。

異常なT波を見つけるには

モニター心電図で異常なT波を見つけるのは難しい。モニター心電図の意義は、長時間の間に異常が出現するか否かを観察することにある。そのためには電極の貼付部位をできるだけ同じにすることである。

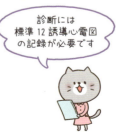

診断には
標準12誘導心電図
の記録が必要です

- **異常なT波の特徴**
  ①波高の異常：異常に高い、あるいは平坦
  ②向きの異常：正常とは異なる向き（陰性、陽性、2相性）
  ③持続時間の異常（QT時間の延長・短縮となる）

図3 高齢男性のT波

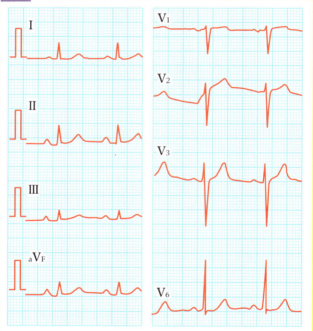

I、II、III、aV_FおよびV_1〜V_6のT波は陽性（上向き）である
正常心電図である

図4 小児のT波

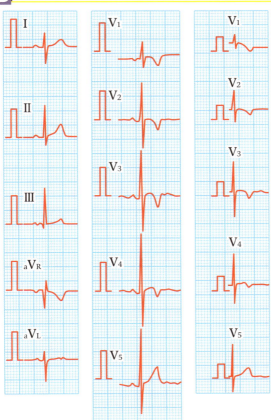

V₁〜V₄のT波は陰性（下向き）である
小児であるので正常

理解を深めよう！T波の異常

症例① 右心系負荷の疑い（肺血栓塞栓症などの疑い） 危険度A

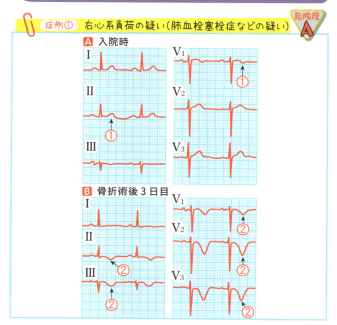

A 入院時

B 骨折術後3日目

ここをチェック！

① A ではⅠ、Ⅱ、V_2、V_3のT波は陽性。Ⅲ誘導のT波は陰性であるが浅く、またV_1のT波も陰性だが浅い。これらは異常ではないと考えられる。

② B ではⅡ、Ⅲ誘導のT波は深い陰性となり、V_1〜V_3のT波も深い陰性となった。

肺血栓塞栓症とは

- 肺動脈に血栓が詰まる疾患。太い血管に閉塞が起こると突然死や重篤な右心不全をきたす。
- 長時間の坐位や臥床などが主要な誘因であるが、長時間の航空機搭乗で起こることから**エコノミークラス症候群**としても有名。整形外科などの術後安静が長い場合にも起こりやすい。
- 心電図ではSⅠ・QⅢ・TⅢ(Ⅰ誘導にS波、Ⅲ誘導にQ波と陰性T波が発現)がよく知られているが、これが起こる頻度はそれほど高くはない(本例ではTⅢは認めるが、SⅠとQⅢは発現がない)。この所見よりも頻度が高いのは、本例のようにV₁〜V₃、時にV₄までの陰性T波、Ⅲ誘導の陰性T波である。これを見逃さないこと。

こう考える
- 整形外科で骨折の手術を行った69歳の患者の記録である。
- **A**では異常はない。
- 術後3日目に息切れが発現。**B**ではV₁〜V₃のT波は深くなり、またⅢ誘導も深いT波となった。心電図所見からは虚血性心疾患は完全に否定はできないが、右心系負荷が強く疑われる。さらに症状や状況から肺血栓塞栓症がほぼ確定的である。

こう動く
- 肺血栓塞栓症に限らず、時にT波の陽転化、陰転化が出現する。本症例のように誘導によって異なるため、T波の変化を発見したり、疑ったりした場合は、標準12誘導心電図の記録を必ず取って確認する。

QT間隔(時間)の異常

Point!
- ▶ 延長と短縮の2種類がある
- ▶ 延長・短縮ともに先天性と二次性に分類される
- ▶ 失神や突然死につながる恐れがある

QT間隔(時間)とは、QRS波の始まりからT波の終わりまでの時間(心室筋の興奮開始から消退するまで)である(→P.47)。QT時間に異常をきたすと**重篤心室性不整脈が発現して、失神や突然死につながる**恐れがある。QT時間の異常には延長と短縮があり、これに致死性不整脈の発現を伴うものをそれぞれ**QT延長症候群**、**QT短縮症候群**と呼ぶ。

Point!

QT時間の正常値は0.35～0.44秒(→P.37)。これを超える場合、特に男性では0.45秒以上、女性では0.46秒以上では**QT延長症候群**(Long QT Syndrome)を疑う。

> では、実際の症例を見ていきましょう

理解を深めよう！
QT間隔（時間）の異常

危険度 B

📎 症例① QT延長

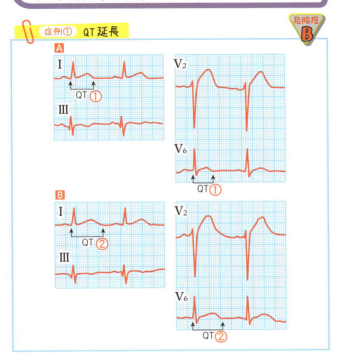

✓ ここをチェック！

① A では異常はない。
② B では QT 時間が延長している（Ⅰでは 0.56 秒）。

QT延長症候群とは

- 心室頻拍や心室細動などを起こし、めまいや失神、突然死を起こすことがある。QT延長とこれらの症候のあるものをQT延長症候群と呼ぶ。
- T波の形の異常(平坦なもの、ノッチのあるもの)を伴うQT延長があり、トルサード・ド・ポアンツ型心室頻拍や心室細動などの重篤心室性不整脈を生じて、めまい、失神などの脳虚血症状や突然死を起こす可能性がある。
- 先天性と二次性(後天性)に分けられる(表2)。

 QT延長症候群の分類

先天性QT 延長症候群	・遺伝性QT延長症候群(常染色体異常) 　Romano-Ward症候群 　Jervell and Lange-Nielsen症候群 ・特発性QT延長症候群
二次性QT 延長症候群	・薬物投与：抗不整脈薬、向精神薬、抗生物質・抗ウイルス薬、抗潰瘍薬、消化管運動促進薬、抗アレルギー薬、脂質異常症治療薬など。有機リン中毒 ・電解質異常：低K血症、低Mg血症、低Ca血症 ・徐脈性不整脈：房室ブロック、洞不全症候群 ・各種の心疾患：心筋梗塞、急性心筋炎、重症心不全、心筋症 ・中枢神経疾患：クモ膜下出血、頭部外傷、脳血栓症、脳外科手術 ・代謝異常：甲状腺機能低下症、糖尿病、神経性食欲不振症

1 先天性QT延長症候群

明らかな遺伝性を認めるもののほか、遺伝子異常が明瞭でない、あるいは遺伝関係の調査が困難なもの(特発性QT延長症候群)がある。

2 二次性QT延長症候群

表2 に示すように多くの原因、誘因が報告されている。どのような状況下でも発現する可能性があること、心電図で早期に発見して対処する必要があることを理解しておく。

こう動く
- モニター心電図から判断することは難しいことが多い。そのため、「もしかしたら起こるかもしれない」と観察を心がける。
- QT延長の疑い例では、標準12誘導心電図を記録して評価。
- 失神の既往歴、心臓突然死の家族歴がある場合は、モニター観察に十分な注意が必要。

QT時間が延長したと思ったら12誘導心電図を撮りましょう

症例② QT短縮

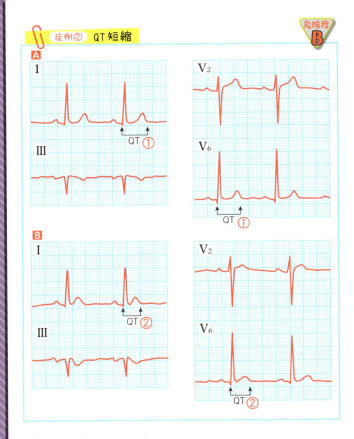

✓ここをチェック！

① A では異常はない。

② B では QT 時間が短縮している（ I では 0.26 秒）。

QT短縮症候群とは

- 心室頻拍や心室細動などを起こして、めまい、失神、突然死につながることがある症候群。QT時間が0.30秒以下で、T波には特別な異常はなく、心臓の構造にも特別な異常はない。
- 先天性と二次性(後天性)に分けられる(表3)。

表3 QT延長症候群の分類

1. **先天性QT短縮症候群(常染色体優性遺伝)**
2. **二次性QT短縮症候群**
   - 発熱
   - 高K血症、高Ca血症
   - アシドーシス
   - カテコラミン投与、ジギタリス投与
   - 心筋虚血

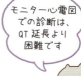

モニター心電図での診断は、QT延長より困難です

1 先天性QT短縮症候群

現在、6つほどの遺伝子異常(常染色体優性遺伝)が確認されている。これらの遺伝子は電解質イオンの輸送に異常をきたし、QT短縮症候群の不整脈を誘発させる。

2 二次性QT短縮症候群

QT延長同様、さまざまな状況で発現する。

ナースの対応

こう動く
- QT短縮の発現を疑ったら、標準12誘導心電図を記録。
- 失神の既往歴、心臓突然死の家族歴がある場合は特に注意。

U波の出現

Point!
- ▶ U波の発現機序は不明
- ▶ 上向きのU波を陽性U波、下向きのU波を陰性U波という
- ▶ 陰性U波は心筋障害を発見するきっかけになることも

U波はその発現機序が解明されていない。QRS波と同じ方向に向く陽性U波、逆向きの陰性U波がある。陽性U波は種々の心疾患患者などに認められるが、健常者にも認められる。陰性U波は、心筋障害の存在を発見するきっかけとなることがあり、臨床的な意義は高い。

● U波の種類とざっくりした考え方
- ・陽性U波⇒問題なし
- ・陰性U波⇒問題あり

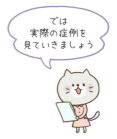

理解を深めよう！U波の出現

症例① 陽性U波

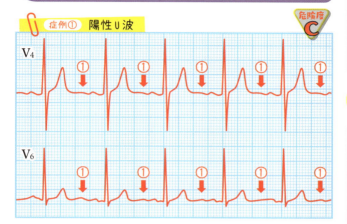

✓ ここをチェック！

①T波のあとに小さな、上向きの波（陽性U波）を認める。

陽性U波とは

- 陽性U波の発現機序は不明。
- 心疾患の発症時や増悪期などに、時に発現する。

ナースの対応

こう動く
- 特別な処置は不要。

症例② 陰性U波　危険度 B

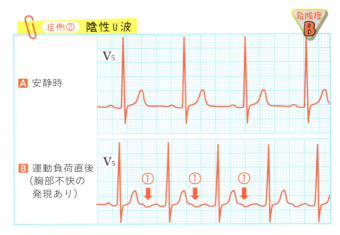

A 安静時　V₅

B 運動負荷直後
（胸部不快の発現あり）　V₅

ここをチェック！

① T波のあとに小さな下向きの波（陰性U波）を認める。

陰性U波とは

- 狭心症発作の直後や心筋梗塞急性期などに出現することがある。
- 陽性U波と同じく、発現機序は不明。
- 陰性U波を見つけたときは、心筋虚血の発現や増悪などを強く疑うことができる。そのため、臨床的な価値は高い。
- モニター心電図で陰性U波を見つけることは容易ではない。

こう動く
- 心臓の不具合の可能性が高いので、原因を調べ、対処する。
- 病態が疑わしい場合は、標準12誘導心電図を記録。

理解度チェック

第4章のおさらい

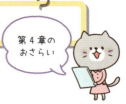

(1) 下記の心電図は急性心筋梗塞の患者の記録である。**A**は胸痛発現1時間後、**B**は胸痛発現3時間後である。心電図診断は何か。

(2) 処置として正しいものを下記から選べ。

a. 経過観察　b. ただちに医師に報告　c. 電気ショック

Q1

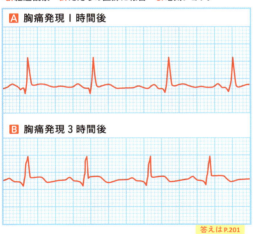

A 胸痛発現1時間後

B 胸痛発現3時間後

答えはP.201

Q2

(1) 下記の心電図は糖尿病ケトアシドーシスに対してインスリン投与を行っている患者での記録である。Aはインスリン投与前、Bは投与2時間後で血清Kが低値となった時間帯である。心電図診断は何か。

(2) 処置として正しいものを下記から選べ。

a. 抗不整脈薬を投与　b. 鉄の補充　c. Kの補充

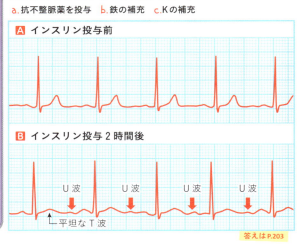

答えは P.203

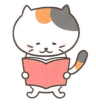

(1) ST上昇
(2) b

▼解説

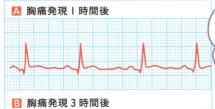

A 胸痛発現1時間後

B 胸痛発現3時間後

胸痛の訴えがあるときは真っ先にST部分を見るのが鉄則です

☑ ここをチェック!

① A に比べ B では ST 部分が上昇している。
② 同様に心拍数がやや上昇している。

- ST 上昇があることは、まず間違いないが、原因は不明。
- A では軽度の ST 上昇があるが、B ではさらに上昇している。上記の原因として、急性心筋梗塞の発作を考えるべきであろう。
- ただちに医師に連絡し、モニター心電図で重篤不整脈発現に備え、厳重に監視する。標準12誘導心電図を撮り、血液生化学検査などの準備を行うとともに、心カテーテル治療の準備も行う。

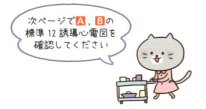

次ページで A, B の標準12誘導心電図を確認してください

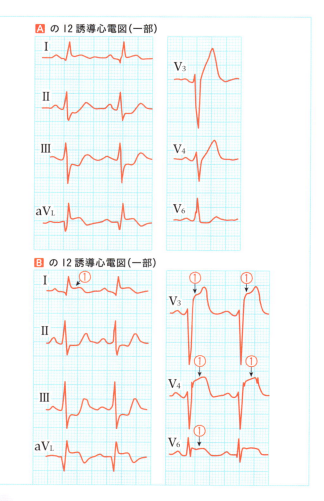

A2
(1) 低K血症
(2) c

▼解説

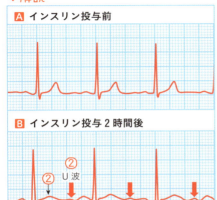

☑ ここをチェック！

① **A** に比べ **B** では QT 時間が延長している。
② **B** では T 波が平坦化（平低 T 波）し、陽性 U 波が出現している。
● 低K血症のため QT 延長、平低 T 波、陽性 U 波が出現したと考えられる。早急に K の補正が必要である。

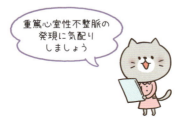

ちょっと一言 良好なケアを行うために、看護師に求められること

①正確でスピーディな病態把握と適切な対処・技術
看護師は患者の最も近くにいて、最も頻回に接する医療人であることから病態の変化をいち早く捉えることができる。それを手助けしてくれるツールの1つとして、モニター心電図がある。モニター心電図の表示画面には血圧や血中酸素濃度が表示されることが多いため、重篤な病態の変動を多面的に捉えることができる。
得られた種々の情報から処置を行うことになるが、経験と知識、医療人仲間との情報交換から最も適切な対処法が選択されることになる。経験、知識、情報を積み重ね、また技術の向上にも努めていただきたい。

②患者・家族とのコミュニケーション
医療を行ううえで患者・家族とのコミュニケーションは欠かすことができない。コミュニケーションから診断に結びつく重要な情報が得られる。また、コミュニケーションを密にしておくと患者・家族から協力が得られやすくなり、スムーズに処置を施行できることになる。さらに服薬や生活の管理に関しても、指示がよく守られるようになる。

③医療人間のコミュニケーション
医療人同士のコミュニケーションには「看護師と看護師」「看護師と医師」「看護師と医師以外の医療人」「他施設の医療人」とのコミュニケーションがある。医療の適切性、迅速性、効率性を高めるにはこれらのコミュニケーションを良好にすることも重要である。

図5 医療人と患者の関係 〜医師中心から患者中心へ〜

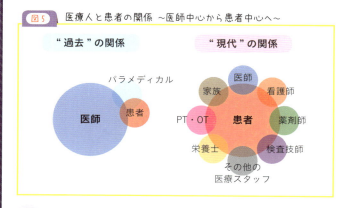

第 5 章

不整脈への対処

備えあれば憂いなし、です

不整脈への基本対応

Point!
- ▶ 病歴聴取に加え、必要に応じて検査を行う
- ▶ 秒単位での緊急処置が必要な患者も
- ▶ 重篤例ではモニター心電図が威力を発揮

不整脈関連の症状を訴える患者や入院加療中で不整脈を発現する患者には適切な処置が必要である。秒単位での緊急処置が必要な場合もあり、十分な知識や訓練を積み重ねておかなければならない。

● **不整脈らしき症状を訴える患者を見たら…**

①病歴聴取（問診）
- ・動悸
- ・めまい
- ・息切れ の有無
- ・失神発作
- ・家族歴

↓

② の検査をいくつか並行して施行
（基礎疾患がある場合はその検査も）

↓

③重篤不整脈の疑い

↓

④モニター心電図が威力を発揮

206

表1　不整脈への対処法（検査と治療）

不整脈の検査	①病歴聴取 ②身体所見 ③血液生化学検査 ④心電図 ⑤ホルター心電図 ⑥モニター心電図 ⑦心エコー検査 ⑧心臓電気生理学的検査
不整脈の治療	①迷走神経刺激法 ②抗不整脈薬 ③電気ショック ④心臓ペースメーカー ⑤植込み型除細動器 ⑥カテーテル・アブレーション ⑦外科手術

不整脈の治療
〔迷走神経刺激法（副交感神経刺激法）〕

表1のうち迷走神経刺激法（副交感神経刺激法）について説明する。迷走神経刺激法は、上室性の頻脈発作時に迷走神経を緊張させてこれを止める、または徐拍化する処置である。

● **迷走神経刺激法のやり方**
①バルサルバ法：息を吸い込んで呼吸を長く止める
②冷水の一気飲み法
③頸動脈洞マッサージ

次ページで
③頸動脈洞マッサージ
について解説します

頸動脈洞マッサージ

指2本を用いて一方の頸動脈洞(図1)を後内側(頸椎)方向に向けて圧をかけながら縦方向に5〜10秒マッサージする方法。ただし、両側の頸動脈を同時にマッサージしてはならない。また脳梗塞や一過性脳虚血発作の既往、頸動脈雑音、頸動脈手術歴、重篤心室性不整脈の患者には行わない。

このほか眼球圧迫法(アシュネル反射)があるが、網膜剥離など眼を傷害する可能性があり、オススメではない。

Point!

> これらの方法をすでに体得していて、不整脈発作が起こると自身で施行して発作を止める患者もいる。

図1 頸動脈洞

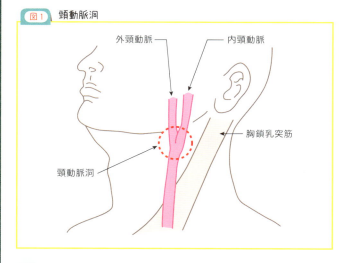

抗不整脈薬

Point!
- 断りがなければ頻脈性不整脈の治療薬を指す
- 漏れなく副作用があるので注意
- 徐脈性不整脈の治療薬は

頻脈性不整脈の治療薬

抗不整脈薬とは特別な断りがなければ、頻脈性不整脈の治療薬を指す。代表的な薬剤は →P.210 表2 （ヴォーン・ウィリアムズ分類）の通り。

抗不整脈薬はどれもが何らかの副作用をもっている。不整脈に関してはこれを抑える作用とは反対に、QT延長を起こすなどして重篤心室性不整脈を誘発することもある（催不整脈作用）。そこで抗不整脈薬が開始されたら、常に副作用に注意する必要がある。

これらの抗不整脈薬以外に使用する薬剤にジギタリスとATP（アデホスL）がある。ジギタリスは主に速い心房細動の徐拍化に用いる。ATPは発作性上室頻拍症に急速静注して、これを停止させる（半減期が10秒と短いため、予防薬とはならない）。

Point!
ジギタリスは正常な心臓に対してはほとんど作用しないが、速い心房細動に対しては徐拍化作用を発揮する。

→P.212以降、よく使われる抗不整脈薬について説明します

表2 抗不整脈薬のヴォーン・ウィリアムズ分類

分類		作用	商品名	一般名
I群	Ia	・Na、Kチャネル抑制 ・活動電位持続 ・時間の延長 ・不応期延長	アミサリン リスモダン シベノール ピメノール キニジン	プロカインアミド ジソピラミド シベンゾリン ピルメノール キニジン
	Ib	・Naチャネル抑制 ・Kチャネル開放促進 ・活動電位持続 ・時間の短縮 ・不応期短縮	メキシチール キシロカイン アスペノン	メキシレチン リドカイン アプリンジン
	Ic	・Naチャネル抑制 ・活動電位持続 ・時間は不変 ・不応期は不変/延長	プロノン タンボコール サンリズム	プロパフェノン フレカイニド ピルジカイニド
II群		・β遮断 ・不応期は不変	インデラル セロケン メインテート アセタノール オノアクト	プロプラノロール メトプロロール ビソプロロール アセブトロール ランジオロール
III群		・Kチャネル抑制 ・活動電位持続 ・時間の延長 ・不応期延長	アンカロン ソタコール シンビット	アミオダロン ソタロール ニフェカラント
IV群		・Caチャネル抑制 ・不応期不変	ワソラン ヘルベッサー ベプリコール	ベラパミル ジルチアゼム ベプリジル

心筋細胞の活動電位

ヴォーン・ウィリアムズ分類は最近あまり使われなくなったが、引用されることが多いため、これを理解しておきたい。そのためには心筋細胞の活動電位についても理解が必要である。

図2は心筋細胞が興奮(脱分極)し、その後に再分極するまでの時相(0〜4相)における電解質の移動を示している。抗不整脈薬は細胞膜の電解質チャネルに作用して電解質の移動を調節する。

図2 心室筋細胞の活動電位の経時的変化とイオンの移動

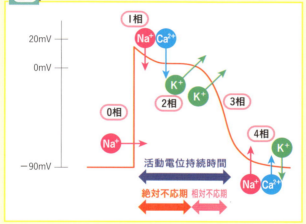

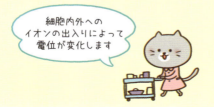

細胞内外へのイオンの出入りによって電位が変化します

1 アミオダロン

抗不整脈薬は非常に多いが、アミオダロン（アンカロン）はヴォーン・ウィリアムズ分類のIII群に分類され、強力な抗不整脈薬として知られる。半減期*が46日と非常に長いことも特徴の1つである。

> **用語解説**
> * **半減期**
> 薬の血中濃度が半減するまでにかかる時間。

アミオダロンの注射薬は二次救命処置（ALS）において、電気的除細動が奏効しない難治性心室細動や無脈性心室頻拍に推奨されている。他の抗不整脈薬と比べ、心機能、腎機能、肝機能の低下例にも使用しやすい。なお、ALSにおける不整脈に対して、アミオダロンに代わる薬剤にはニフェカラント、リドカインがある。

アミオダロンの経口薬は、他の抗不整脈薬が効かない致死性不整脈例、心不全または肥大型心筋症を合併する心房細動例が適応である。

副作用としては間質性肺炎、肺線維症、既存の不整脈の重症化、甲状腺機能異常、角膜色素沈着などが報告されている。

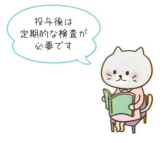

投与後は定期的な検査が必要です

2 ジギタリス

ジギタリスは、収縮力を増加させる強心作用（心不全治療薬）と迷走神経や房室結節に作用して心拍数を減少させるはたらきがある。ジギタリスは血中濃度の治療域が狭く、徐脈性や頻脈性の不整脈を誘発する催不整脈作用（房室ブロック、心室期外収縮2段脈、心室頻拍など）（図3）、嘔気・嘔吐などの消化器症状、頭痛・めまいなどの神経症状、視野が黄色くなる症状（黄視症）などの副作用がある。マクロライド系抗菌薬などとの併用は、相互作用によって血中濃度が上昇し中毒（ジギタリス中毒）を起こすことがある。

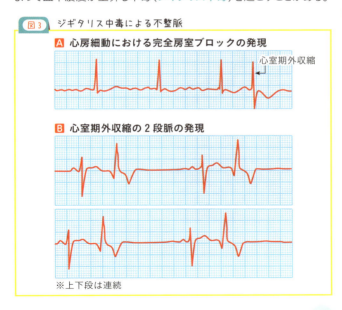

図3 ジギタリス中毒による不整脈

A 心房細動における完全房室ブロックの発現
　　　　　　　　　　　　　　　　　　　　心室期外収縮

B 心室期外収縮の2段脈の発現

※上下段は連続

ちょっと一言 心不全治療薬としてのジギタリスの歴史

ジギタリスは古くから心不全治療に用いられてきたが、「心不全を改善するものの、予後改善効果は認められない」との研究報告があり、心不全治療薬の第一選択は予後改善効果のあるβ遮断薬やアンジオテンシン変換酵素（ACE）阻害薬となった。また、心房細動へのレートコントロール（心拍数の減少効果）では、ジギタリスは運動時の心拍数上昇を抑えないため、β遮断薬が第一選択である。

ジギタリスの良い適応には、心不全を発現した頻脈性心房細動に対するレートコントロールがある。かつてはβ遮断薬は心不全に禁忌であったため、ジギタリスの静脈内投与が行われてきた。ところが、超短時間作用型のβ遮断薬（ランジオロール、オノアクト）がジギタリス（ジゴキシン）の静脈内投与よりも有効であったとする報告がなされ、これが使用されるようになった。ちなみに、ランジオロールは心拍数を減少させるが血圧も下げることに注意が必要である。

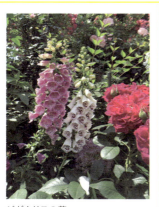

ジギタリスの花

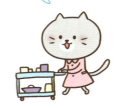

ジギタリスの使用頻度は大きく減少しましたがジギタリスの花は今も私たちの心を和ませてくれます

徐脈性不整脈の治療薬

徐脈性不整脈の治療薬にはアトロピンとイソプロテレノール(プロタノール)があるが、一時的な治療に使用することが多い。
アトロピンは迷走神経(副交感神経)を抑制する作用があり、徐脈を改善する作用を有する。イソプロテレノール(プロタノール)は交感神経刺激薬(非選択的β作動薬)であり、徐脈を改善する。

Point!
投与禁忌
- アトロピン:緑内障や排尿障害のある前立腺肥大
- イソプロテレノール:閉塞性肥大型心筋症、ジギタリス中毒

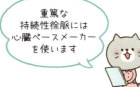

重篤な持続性徐脈には心臓ペースメーカーを使います

不整脈治療に併用される薬剤

不整脈は高血圧、虚血性心疾患、心筋症、心機能低下など身体の異常が原因・誘因になっていることが少なくない。これらの病態への対処法には①一般療法(食事、睡眠、運動)、②薬剤投与(降圧薬、虚血性心疾患治療薬、心不全治療薬、抗血栓薬など)がある。
不整脈治療を行う患者の多くは数種類の薬剤を服用している。たとえば、β遮断薬は虚血性心疾患や高血圧症に、利尿薬は心機能障害や高血圧症に、アスピリンは虚血性心疾患や脳血管障害に投与されており、これに抗不整脈薬や抗血栓薬が追加されることなる。効果の減弱や増強、併用による副作用などに十分な気配りが必要である。

1 不整脈への抗血栓薬投与

種々の不整脈で血栓塞栓症の予防・治療のため抗血栓薬（表3）が投与される。高血圧症、弁膜症、心筋梗塞の既往、心不全、心血管の手術歴の有無や重症度に年齢を加味して推奨される処方は異なる。

● 抗血栓薬の種類
① 血小板凝集抑制薬
② 抗凝固薬
③ 血栓溶解薬（ウロキナーゼ、t-PAなど）

心房細動を例に挙げると、わが国での罹患率は人口の1％ほど（すなわち百数十万人以上）であり、このうち高齢者では2～3％にも達すると推測される。心房細動は脳塞栓症の発症や心不全の悪化に関与するため、治療や予防は大きな医療課題である。

● 心房細動の治療法
① 心拍数を遅くする心拍数調節（レートコントロール）
② 心房細動を消失・防止する洞調律化・再発予防（リズムコントロール）
③ 抗血栓療法

心房細動の治療においてレートコントロールとリズムコントロールを比較すると、後者が優れているように思われるが、複数の大規模臨床研究から治療の優劣はつけがたい。レートコントロールを選択すると、心房細動は持続するため適切な抗血栓療法が必須となる。

心房細動では心房内の血栓防止のために抗凝固薬が投与されます

表3　主な抗血栓薬

抗凝固薬	ビタミンK拮抗薬	・ワルファリン（ワーファリン）
	ヘパリン製剤	・種々のヘパリン注
	抗トロンビン薬	・アルガトロバン （ノバスタン注、スロンノン注） ・ダビガトラン（プラザキサ）
	活性化第X因子阻害薬	・フォンダパリヌクス （アリクストラ皮下注） ・エドキサバン（リクシアナ） ・リバーロキサバン（イグザレルト） ・アピキサバン（エリキュース）
血小板凝集抑制薬	シクロオキシナーゼ阻害薬	・アスピリン （バイアスピリン、バファリン）
	アデニルシクラーゼ受容体阻害薬	・クロピドグレル（プラビックス） ・プラスグレル（エフィエント） ・チクロピジン（パナルジン）
	ホスホジエステラーゼ3阻害薬	・シロスタゾール（プレタール） ・ジピリダモール （ペルサンチン、アンギナール）
	セロトニン5HT$_2$拮抗薬	・サルポグレラート（アンプラーグ）

第5章　不整脈への対処　抗不整脈薬

ワルファリン以外の青色文字の薬剤は、比較的新しい経口の抗凝固薬です

2 ワルファリンと新しい抗凝固薬

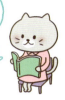

> 心房細動の抗血栓療法は
> ワルファリン(ワーファリン)
> に頼っていたといっても
> 過言ではありません。
> しかし、新しい薬剤が
> ワルファリンに取って
> 代わりつつあります

新しい抗凝固薬(→P.217 表3)のワルファリン以外の青色文字の4薬剤)はワルファリンに比べ脳出血などの副作用が少ないとの報告があり、現在、ワルファリンの処方は減りつつある。

新しい抗凝固薬にも弱点はある。ダビガトラン(プラザキサ)については特異的な中和薬イダルシズマブ(プリズバインド)が発売され、投与できるようになった。しかし、4薬剤のいずれが優れているか、現時点では明確ではない。

● **新しい抗凝固薬の弱点**
① 薬剤効果を正確に測定する簡易検査がない
② 出血時などに薬剤効果を中和させる薬剤がない

ちょっと一言 ワルファリン投与中に納豆は NG！

納豆やクロレラなどビタミンKを多く含有する食物はワルファリンに拮抗作用があるため摂取は厳禁。一方、ワルファリン投与中に下血や大量出血が危惧される手術の施行など、ワルファリンの効果を至急減弱させる必要が生じた場合は、中和薬としてビタミンK製剤を投与すればよい。なお、新しい抗凝固薬には摂取禁止の食物はない。

電気ショック

Point!
- ▶ 心臓に高圧電流を流して正常なリズムに戻す治療法
- ▶ 電気的除細動とカルディオバージョンの2つの方法がある
- ▶ 自動体外式除細動器は一般市民でも操作できる

電気ショックとは、電気的除細動器を使用して、心臓に高圧電流を流して頻脈性不整脈を停止させ、正常なリズムに戻す治療法である。電気ショックには下記の2種類がある。

● 電気ショックの種類
① 緊急処置：電気的除細動 (electrical defibrillation)
② 緊急および待機的な処置：カルディオバージョン (cardioversion)

高圧電流 (50～360J) を
ごく短時間通電して、
心筋細胞を一斉に
電気的にリセットします

電気的除細動

電気的除細動の対象になる不整脈は下記の通り。どちらも出現と同時に心拍出量はほぼゼロになるため、1秒でも早く除細動することが救命率を上昇させる。

● 電気的除細動の対象となる不整脈
① 持続している心室細動 (VF) (→P.113)
② トルサード・ド・ポアンツ (→P.108)

1 電気的除細動器

除細動器は、本体と2つのパドル(またはパッド)から構成される(図4)。パドルは金属を使用した、胸壁に押し当てる板状の電極であり、パッドは胸壁に貼り付ける電極である。パドルは胸壁との接触を良好にするため、クリームを塗って使用する。設置部位は、一方は胸骨柄付近、もう1つは心尖部付近である(図5)。

図4 電気的除細動器

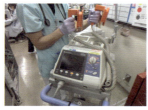

CCUに設置された除細動器

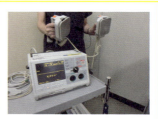

外来に設置された除細動器

図5 電気的除細動器のパッドの置き方

胸骨柄付近

心尖部付近

❷ 電気的除細動器の使い方

①本体の電源を入れ、パドルなどを準備
※酸素吸入は一時、中断

②パドルを胸壁に押しつけ、医療者らが患者やベッドに触れないよう指示して通電

③通電後、心室細動などが消失したかを確認

④モニター心電図が威力を発揮

> 用語解説
> **＊同期と非同期**
> 「同期」は自身のQRS波の発現に一致して電流が流れるもの。「非同期」はQRS波の有無に関係なく電流が流れるもの。

● 同期、非同期の選択
・除細動⇒非同期＊を選択(スイッチ"on"と同時に電流が流れる)
・カルディオバージョン⇒同期＊を選択("on"のあとの自身のQRS波の発現に一致して電流が流れる)

【1】除細動時
使用時、まず「非同期」と設定されているはずであるが、この確認は重要である。「同期」モードでonにすると、心室細動ではQRS波が存在しないため放電されず、電気ショックは起こらないことになる。

【2】カルディオバージョン時
QRS波が出ているタイミングでの電気ショックであるが、心室が不応期となっており心室への影響はほとんどない。心房細動などで

「同期」でこの電気ショックを行うと心室への影響はなく、心房が電気ショックを受けて、除細動されることになる。

図6 心室細動への電気ショック(電気的除細動)

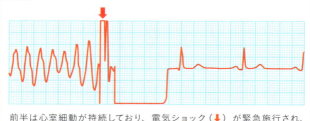

前半は心室細動が持続しており、電気ショック(↓)が緊急施行され、洞調律に戻っている。電気的除細動であるので「非同期」でのショックであり、onと同時に放電(↓)がなされている

ちょっと一言 電気ショック=「DC(ショック)」は間違い?

電気ショック(電気的除細動、カルディオバージョン)は、時に「DC」あるいは「DCショック」と呼ばれる〔直流電流(Direct Current)から〕。電流を流すのはごく短時間だが、現在では直流電流を短時間一方向に流し、次の瞬間に反対の方向に流す(+と-を逆転させる)方式となった。放電エネルギーが少なくて済むためである。したがって、電気ショックは「ES(Electrical Shock)」あるいは「ESショック」と呼ぶのが正しい。

通常、設定は非同期となっており緊急の除細動ですみやかに使用できるようになっています

222

カルディオバージョン

心房細動、発作性上室頻拍、血圧の保たれている心室頻拍では、「同期」に設定して電気ショックを施行する。この場合の電気ショックをカルディオバージョンと呼ぶ。周到な準備のもとに施行される電気ショックである。

カルディオバージョンは心電図を観察しながら施行するため、QRS波やT波が明確に検出できる誘導を選ばなければならない。また全身麻酔下で行うため、その準備が必要である。

カルディオバージョンでは、心電図を並行して観察する必要があり、このパドル(あるいはパッド)を介して記録する方法と、別に心電図用の電極を貼って記録をとる方法がある。

Point!

カルディオバージョンを「非同期」モードで on にしてしまうと、そのタイミングが T 波の頂上付近であれば、R on T 現象となり、Vf を誘発する危険性があるので注意。

図7 心房細動への電気ショック(カルディオバージョン)

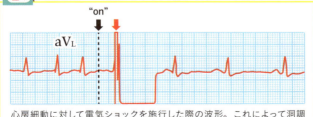

心房細動に対して電気ショックを施行した際の波形。これによって洞調律に戻った。カルディオバージョンであるので「同期」でのショックであり、"on"(↓)のタイミングでは放電されず、次のQRS波の出現とともに放電(↓)がなされている

自動体外式除細動器（AED）

自動体外式除細動器（Automated External Defibrillator：AED）とは半自動の除細動器である。電極を貼り付けると心電図を自動解析し、心室細動と判断した場合には電気ショック（除細動）ボタンを押すよう音声指示が出る。非同期モードのみの設定で、カルディオバージョンは施行できない。

一般市民も使用できる除細動器であり、音声で電極の貼付、電気ショックの施行、胸骨圧迫などを詳しく指示してくれる。現在、駅、空港、交番、学校、コンビニ、ホテル、会社などの人が多く集まる場所に設置されており、個人での購入も行われている（図8）。

Point!
機器の定期的なチェックと電極の交換を忘れてはいけない。

図8 駅改札付近・スーパーに設置された AED

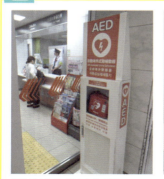

駅改札付近に置かれた AED

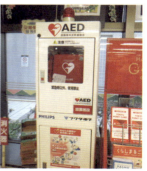

スーパー内に置かれた AED

理解度チェック

P.206〜224 の おさらい

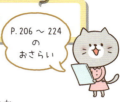

Q1 アミオダロンの副作用でないのはどれか。
a. 間質性肺炎　b. 肺線維症　c. 甲状腺機能異常
d. 角膜色素沈着　e. 血圧上昇

答えは P.226

Q2 下記の抗血栓薬の中で中和薬(薬物効果を消失させる薬剤)のあるのはどれか。2つ選べ。
a. アスピリン　b. ワルファリン　c. ダビガトラン(プラザキサ)
d. エドキサバン(リクシアナ)　e. リバーロキサバン(イグザレルト)
f. アピキサバン(エリキュース)

答えは P.226

Q3 下記の心電図への対処として正しいのはどれか。
a. 抗凝固薬を投与　b. 脈頸動脈マッサージ　c. 胸骨圧迫
d. 心臓ペーシング　e. カルディオバージョンを準備

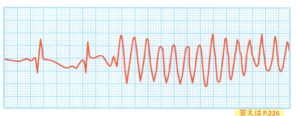

答えは P.226

Q4 自動体外式除細動器（AED）で正しいのはどれか。2つ選べ。
a. 一般市民が使用できる除細動器である。
b. 電気ショックは同期モードで設定されている。
c. 電極は半永久的に使用可能である。
d. 電気ショック施行の必要性は音声で指示が出る。
e. 心静止の場合は、電気ショック（除細動）するよう指示が出る。

答えは P.226

A1 e

A2 b、c

A3 c

A4 a、d

答えと解説

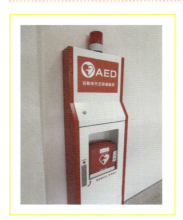

全問正解しましたか？

大学内にも AED が設置されています

226

心臓ペースメーカー

Point!
- ▶ 人工的な電気刺激を与えることで心筋を興奮させる機器
- ▶ 主要機能はペーシングとセンシング
- ▶ ペーシング時に生じる鋭い波形をスパイクという

心臓ペースメーカーとは、電気刺激を人工的にリズミカルに発生させ、これを心臓に伝えて心筋を興奮(刺激)させるものである。

ペーシングとセンシング

ペースメーカーの主要機能には2つある。1つがペーシング機能、もう1つがセンシング(感知)機能である。

1 ペーシング機能

一定時間、自己心拍がない、すなわち休止(ポーズ)があるとペーシングが行われる機能。ペーシングは、頻度および電力の強さを維持して行われる。ペーシングが行われるとペーシング・スパイクあるいはスパイク(図9)と呼ばれる鋭い波形が心電図上に現れる。スパイクの実際の持続時間(0.25〜0.5msec)は非常に短く、心電図に実時間で表示すると約1/100mmとなり細くなりすぎて見つけることが困難となるため、心電計はこれを幅広く拡大して表示している。

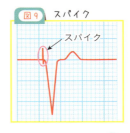

図9 スパイク

2 センシング（感知）機能

自己心拍を感知する機能である。ペースメーカーでは、多くは次のような設定を行う。自己心拍がないとペーシング機能が働いて刺激を発生（ペーシング）させ、自己心拍が出ていると、この拍動をペースメーカーが感知（センシング）してペーシングを抑制（あるいは感知と同時にペーシング）させる。

> 必要に応じて
> ペーシングが行われ
> 不必要なときは
> ペーシングを中断させる
> 方式です

心臓ペースメーカーの種類

心臓ペースメーカーには下記の2つのタイプがある。どちらのペースメーカーも「電気刺激を発生させるペースメーカー本体」と「その刺激を伝える細長い電極リード（導線）」で構成されている。

> ● 心臓ペースメーカーの種類
> ①体外式（一時的）ペースメーカー
> ②植込み型（恒久的）ペースメーカー

ペースメーカー本体は電気刺激をリズミカルに発生させるだけでなく、電極リードを介して心内心電図を感知する。
電極リードは一方の端を本体に接続し、もう一方は血管内を通して心臓まで到達させ、本体からの電気刺激を心臓に伝える。また心内心電図を感知し、その情報を本体へ送る。

❶ 体外式（一時的）ペースメーカー（図10）

このペースメーカーは、ペースメーカー本体を身体の外に置く。電気刺激のタイミングや強さは手動で簡単に変更できる。本体に接続された電極リードは、皮膚を穿刺して血管内に挿入して心臓まで到達させる。ペーシングが緊急で必要となった重篤徐脈例に一時的に行われ、不要となった場合、電極リードを抜去して終了させる。

注意点

- ペーシングを行っている間、ペースメーカー本体がベッドサイドに置かれており、医療介助者や患者が容易に触れることができるため、トラブルが発生することがある。
- 電極リードは皮膚を通して鎖骨下静脈などに挿入されているため、感染やリード引き抜きに注意が必要。反対に電極リードが心筋を貫いて心膜腔に出てしまうことがあり、これにも注意する。

図10 体外式ペースメーカー

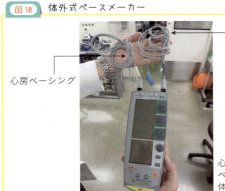

心室ペーシング
心房ペーシング
心房と心室を同時にペーシングできる体外式ペースメーカー

2 植込み型(恒久的)ペースメーカー

植込み型ペースメーカー(図11)はペースメーカー本体も電極リードも身体内に置かれる。多くは左胸の鎖骨下の皮下に、時に右胸鎖骨下に植込まれる。ペーシング刺激のタイミングや強さは体外に置いたプログラマーから変更が可能である。

図11 埋込み型ペースメーカー(DDDペースメーカー)の胸部X線写真

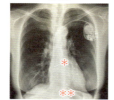
正面

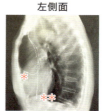
左側面

＊右心房内の電極リード先端　＊＊右心室内の電極リード先端

最近、電極リードのない超小型の心臓ペースメーカー(リードレス・ペースメーカーの植込みが可能となった(図12 図13)。

図12 リードレス・ペースメーカーの胸部X線写真

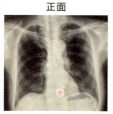
正面

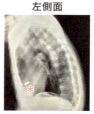
左側面

＊右心室の中隔に取り付けられたペースメーカー

図13 リードレス・ペースメーカーのX線拡大写真

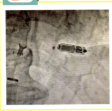

長さ25mm、直径6mmほどの円筒形。このペースメーカーには"針"が4本付いており、これによってペースメーカーを心臓内の内膜面に固定する。電極リードがないことは大きな長所だが、このペースメーカーを一度、心臓内に固定すると、電池切れなどが起こっても取り出すことができない(外国では取り出すことが可能なものが登場している)

図14 リードレス・ペースメーカーの心電図

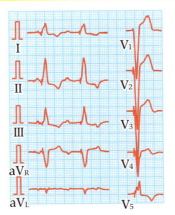

リードレス・ペースメーカーの標準12誘導心電図の一部。リズムは完全房室ブロック。VVIペーシング方式であるため、スパイクのあとには幅広QRS波が続いている。スパイクの大きさはリードのある通常のペースメーカーと同等である。本例のペースメーカーは心室中隔のやや上部に植込まれ、ペーシング刺激が上部から下部に流れるように設置されている。生理的に近い刺激伝導としているため、QRS電気軸は正常軸(Ⅰ、Ⅱ、Ⅲ誘導でQRS波は上向き)となっている(→P.239 症例④を参照)

[1] 植込み型（恒久的）ペースメーカーの注意点

● 植込まれたペースメーカー本体の周囲に血腫や感染の発現が起こることがある。定期的な観察は大変重要である。

● ペースメーカー本体は硬いので、皮膚に瘻孔をつくることがある。

● ペースメーカー手帳をチェックし、どのようなペースメーカーがいつ植込まれているか、確認しておく。

● 植込み型ペースメーカーが植込まれ、ペースメーカー関連の合併症がなければ日常生活には支障はない。注意点は、電子調理器を使用している場所からは少し離れる、携帯電話はペースメーカー本体の植込みがある側と反対側の手と耳を使う、自動扉の通過では立ち止まらずに通り抜ける、などである。

● 強い磁場が形成されるMRI検査は通常、禁忌。ただし、MRI検査対応ペースメーカーも登場している。

Point!

日本循環器学会ガイドラインによると、2010年のわが国のペースメーカー植込み件数は年間57,000件（新規：36,000件、交換：21,000件）であり、あらゆる診療科にペースメーカー植込み患者が訪れるようになっている。

[2] 植込み型（恒久的）ペースメーカーのペーシング作働様式

植込み型ペースメーカーのペーシング方法は多種類あって、すべてを記憶し、理解するには努力を要する。さらに、心電図でペースメーカーが適切に作動しているかを評価することは、容易ではない。実際、心臓ペースメーカーの専門家でも時に判読できないペースメーカー心電図がある。ペーシングの作働方式の基本を次ページ（Step UP）で学んでいただきたい。

Step UP　植込み型ペースメーカーのペーシング方式

植込み型ペースメーカーのペーシング方式は、3つのアルファベットで示される。これにもう2つを追加することもある。これをペースメーカー・コードと呼ぶ。

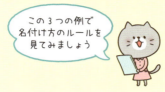

この3つの例で名付け方のルールを見てみましょう

	【例①】	【例②】	【例③】
ペーシング・コード	VVI	DDD	VVIRS

【ペーシング・コードのアルファベットの意味】

第1文字(ペーシング部位)	第4文字
・A(心房) ・V(心室) ・D(心房と心室)	・P(外部からの単純プログラミングが可能) ・M(外部からの複雑プログラミングが可能) ・R(ペーシング頻度の自動可変機能)

第2文字(センシング部位)	第5文字
・A(心房) ・V(心室) ・D(心房と心室) ・O(センシングなし)	・P(抗頻拍型ペーシング機能) ・S(除細動機能)

第3文字(自己心拍への対応)	
・I(抑制) ・T(同期) ・D(心室抑制＋心房同期) ・O(自己心拍は無視)	

→ 次ページに続く

【略語】
A：atrium、I：inhibited、V：ventricle、T：triggered、D：dual、P：simple programmable/pacing、M：multi programmable、S：shock、R：rate modulation

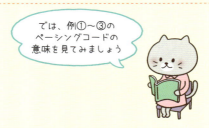

【例①～③のページング・コードの意味】

【例①】VVI

- 第1文字「V」＝「心室でペーシングを行う」
- 第2文字「V」＝「心室でセンシング（感知）する」
- 第3文字「I」＝「自己の心拍を感知したときはペーシングを抑制する」

【例②】DDD

- 第1文字「D」＝「心房と心室の両方をペーシングする」
- 第2文字「D」＝「心房と心室をセンシングする」
- 第3文字「D」＝「QRS波を感知するとペーシングを抑制し、P波を感知するとこれに対応（同期）して心室ペーシングを行う」
  ※3文字目にTがある場合は「自己心拍を感知してその直後にペーシング（放電）する」という意味になる

【例③】VVIRS

- 第4文字「R」＝「身体活動などに応じてペーシング頻度が自動的に増減する心拍応答機能が備わっている」
- 第5文字「S」＝「除細動機能をもつ」
  ※例①に2つの文字（RS）が加わったもの

心臓ペースメーカー機能のチェック

心臓ペースメーカーのチェックは定期的に行う。

- **一時的な体外式ペースメーカーの点検**
  - 点検のタイミング：毎日
  - 理由：体動関連のトラブル、電極リードの感染・出血の恐れ
- **植込み型ペースメーカーの点検**
  - 理由：電池⇒1日ごとに消耗（寿命6～10年）
  - ：電極リード、ペースメーカー本体⇒まれにトラブル発生

重篤なトラブルは生命に関わるため異常の早期発見に努めること！

植込み型ペースメーカーが適切に作動しているかどうかは標準12誘導心電図での評価が中心となるが、定期チェックではペースメーカー本体に記録された心内心電図データ、電池残量、ペーシングの諸機能について詳しく調べることができる。一方、入院患者では継続的に観察できる心電図モニターが役立つ。

ペースメーカーの機能は、メーカー・機種・プログラムの設定によって大きく異なり、専門医であっても心電図を見ただけでは異常に気づかないこともある。しかし、ペースメーカー・システムの基本はどれも同じであり、心電図の読み方を理解しておく必要がある。

正常に作動している ペースメーカー心電図

症例① 心房ペーシング（AAI）

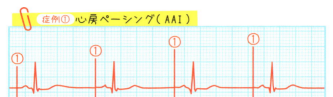

✓ ここをチェック！

① P波の直前に鋭い波形がある。

ナースの対応

こう考える

- P波の直前の鋭い波形は、ペーシングによって出現した人工産物のもの（ペーシング・スパイクまたはスパイクと呼ばれる）。
- P波の直前にスパイクがあることから、心房ペーシングと判読できる（この心電図だけからでは心室ペーシング機能の有無については判断できない）。

> スパイクの実際の持続時間は非常に短いため、心電計ではこれを幅広く拡大して表示しています

症例② 心室ペーシング（VVI）

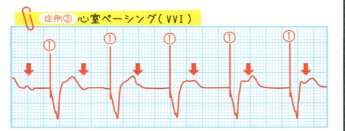

☑ ここをチェック!
① QRS波の直前に鋭いスパイクがある。

こう考える
- QRS波の直前に鋭いスパイクがある＝QRS波の直前、すなわち心室でペーシングが行われたと考えられる。
- ⬇はP波。すなわちこの心電図は完全房室ブロックで、これに対して心室ペーシングが行われている。

> 多くの場合
> 心室ペーシングは
> 右室で行われ
> QRS波は
> 左脚ブロック様の波形となり
> 幅広くなり
> T波は逆向きとなります

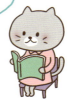

症例③ QRS波センシングと心室ペーシング（VVI）

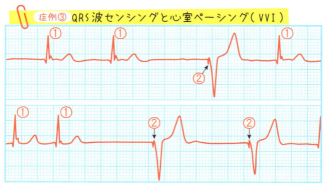

※上下段は連続

✓ ここをチェック！

① 心房細動であるが、①のQRS波は幅狭く、T波は同方向を向いている。スパイクは認められない。

② 3拍目、7・8拍目のQRS波の直前に鋭いスパイクがあり、それに続くQRS波は幅広く、逆向きのT波を伴っている。

ナースの対応

こう考える

- ①はすべて自己心拍。自己心拍（QRS波）をセンシングした結果、ペーシングが抑制（I：inhibited）となっている（放電しないのでスパイクは認められない）。
- 上記以外のQRS波の直前にスパイクがあることから、心室ペーシングである。2拍目から3拍目までは1.24秒間である。つまり1.24秒間、自己心拍が休止するとペーシングが作動するように設定されているペースメーカーである。

症例④ 心房と心室、両方のセンシングとペーシング（DDD）

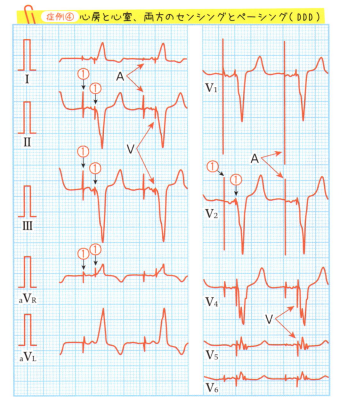

※A：心房ペーシング・スパイク、V：心室ペーシング・スパイク

✓ ここをチェック！

① すべてのP波とQRS波の前にペーシング・スパイクがある。
② 心室ペーシング・スパイク（V）のあとに幅広QRS波が続いている。

ナースの対応

こう考える

- 心房と心室の両方でペーシングが行われている。
- 誘導によってペーシング・スパイクの大きさが異なっている。心房ペーシング・スパイク（ A ）を見ると、V_1 と V_2 では非常に大きいが、Ⅰと V_5 では非常に小さく、見逃すほどである。同様に、心室ペーシング・スパイク（ V ）は多くの誘導で見つけることができるが、Ⅲと V_2 では小さく、さらに $_aV_L$ では見つけることができない。
- モニター心電図だけでは、誤判断になる可能性が高い。

Point!

症例④においては、標準12誘導心電図ではなく、モニター心電図の記録で $_aV_L$ に近い誘導法を用いると、心室ペーシング・スパイクを見逃す可能性がある。つまり、心房ペーシングは機能しているが、心室ペーシングは行われていないとの誤判断になる恐れがある。

モニター心電図を開始するときには、ペーシング・スパイクが明瞭に描出できる誘導を選択することが非常に重要である。

ペースメーカーの異常

ペースメーカーの異常にはいくつかあるが、心電図上で判定できるものとしては以下のものがある。

- **ペーシング不全**
  - ①ペーシング・スパイクが出ないもの
  - ②ペーシング・スパイクが出ているにもかかわらず、P波あるいはQRS波が発現しないもの
- **センシング不全**
  - ①センシングが不十分なもの（アンダー・センシング）
  - ②過剰にセンシングするもの（オーバー・センシング）

理解を深めよう！
ペースメーカー異常の心電図

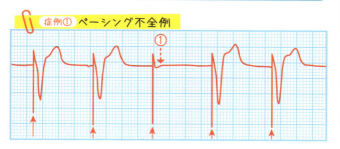

症例① ペーシング不全例

✓ ここをチェック！

① いずれの QRS 波の前にもペーシング・スパイク（↑）が出ているが、3 拍目にはスパイクに伴う QRS 波がない（もちろん T 波もない）。

ナースの対応

こう考える

- 原因として、「電極が心内膜から離れた」「電極周囲の組織増生のため電気抵抗が増した」「電力不十分となった」などが考えられる。

ペースメーカーのトラブルが考えられる波形です

症例② **VVIペースメーカーのアンダー・センシング例**

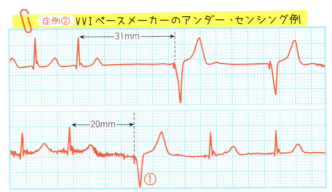

※上下段は連続

✓ ここをチェック！

① 下段3拍目のQRS波は前のQRS波の0.8秒（20mm）後に出現している。

こう考える

- 下段2拍目のQRS波を正しくセンス（感知）することができず、誤ったペーシングでのQRS波（①）である。

上段3拍目のQRS波は
前のQRS波の1.24秒（31mm）あとに
出ているのがわかるでしょうか？
これが正しい
センシング、ペーシングです

症例③ DDDペースメーカーのオーバー・センシング例

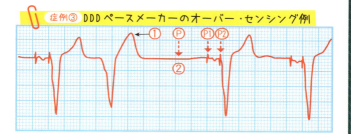

✓ ここをチェック！

① 2拍目に心室期外収縮が出現し、これのT波が大きい。
② 2拍目のQRS波の約1秒（25mm）後に心房ペーシングのスパイク（Ⓟ）が出るべきである。

こう考える ナースの対応

- 2拍目のT波をQRS波と誤ってセンシングしている。そのため、ペーシング・スパイクが出るべきタイミング（Ⓟ）より遅く出た（P1 P2）。
- T波（①）をオーバーセンシングしている。

ペースメーカーの
異常に気づける
ようになれば
大したものです

植込み型除細動器（ICD）

Point!

▶ 致死的な頻脈性心室不整脈を治療する植込み型の機器

▶ 心室頻拍や心室細動を正常化させるのに有効

▶ 心室頻拍や心室細動の発現を防止するものではない

植込み型除細動器（Implantable Cardioverter Defibrillator：ICD）は心室細動や心室頻拍など致死的な頻脈性心室不整脈を治療する植込み型の機器である。治療法には2種類ある。①心室頻拍への抗頻拍ペーシング、②心室頻拍、心室細動への電気ショック（電気的除細動とカルディオバージョン）である。この2つのほかにペーシング機能ももっており、重篤な徐脈が出現したときにはペースメーカーとして機能する。

ICDのシステムと働き

ICDは心臓ペースメーカーによく似ている。ICD本体は鎖骨下方の胸壁皮下に植込み、本体から出た電極リードが静脈内を通して心臓内に到達している（**図16**）。電極リードは心内心電図をICD本体に送る役割とICD本体からの電流を伝える役割をもっている。ICD本体にはメモリーがあり、除細動時などの心電図記録が保存されているので、これらを取り出して観察することができる。以下に述べる①心室頻拍への抗頻拍ペーシング（ATP）と②心室細動への電気ショック（電気的除細動）が主な働きである。

心室頻拍への抗頻拍ペーシング（ATP）

心室頻拍が起こったとき、心拍数よりも少し速い拍数でペーシングを行うと、心臓のリズムがペースメーカーの調律に乗り移ってしまう。これによって心室内のリエントリー（→P.124）が消失し、その後ペーシングを止めると洞調律に戻る。ICDが心室頻拍を感知すると、この抗頻拍ペーシング（Antitachycardia Pacing：ATP）が施行される。この方法では電気ショックよりもエネルギーが小さいため、心筋へのダメージが少ない。

図15 はICD内で記録・保存された心電図である。心室頻拍に対してそれよりやや速い抗頻拍ペーシングが8拍行われたが効果がなく、電気ショック（②）が作動した例である（このあと、心室頻拍は消失したが心停止となり、ペーシングが行われている）。

図15 心室頻拍で作動したICD（ICDで記録された心腔内心電図）

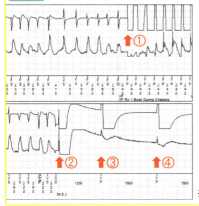

↑①ICDによる抗頻拍ペーシング開始
↑②ATP（①）の効果がなかったため、電気ショック（除細動）が作動
↑③④はペーシングスパイク。自発の心拍が出ないためペーシングが2回作動している

※上下段は連続

心室細動への電気ショック（電気的除細動）

心室細動が出現したときは、これを感知すると電気ショック（電気的除細動）が施行される。ICD は心室頻拍や心室細動が生じたときに対処する機器であるが、これらの発現を防止するものではない。ICD の作動は患者への精神的・身体的な負荷が非常に大きく、これらの不整脈発現の防止のためには薬剤の投与などが不可欠である。

わが国では 2016 年から完全皮下植込み型除細動器（subcutaneous ICD）が使用可能となった。これは ICD 本体と電極リードともに皮下に植込んでしまうタイプで、電極リードが心血管内には留置されない点が特徴である。電極リードが万が一感染を生じても心血管には影響しないなどの長所を有する。ただし、ペーシング機能はないため、ペーシングを要する患者には適しない。

図 16 ICD が植込まれた患者の胸部 X 線写真

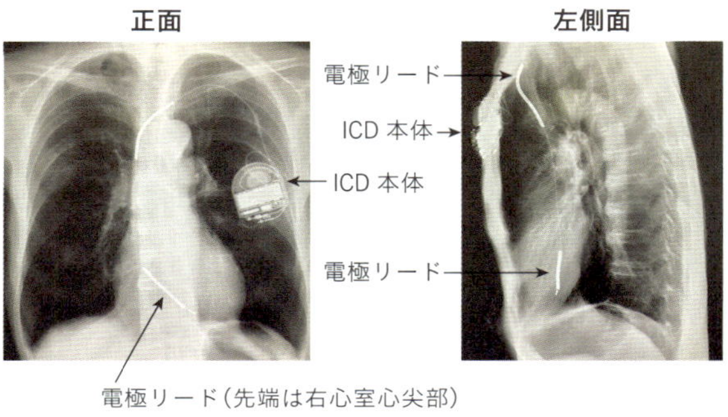

正面

左側面

電極リード

ICD 本体

ICD 本体

電極リード

電極リード（先端は右心室心尖部）

カテーテル・アブレーション

> **Point!**
> ▶ 心臓内の組織をカテーテルで焼灼し、リズムを正常化する治療法
> ▶ 上室性不整脈と心室性不整脈のほとんどが対象
> ▶ まれに合併症が起こる

カテーテル・アブレーション(Catheter Ablation)とは、心臓内の不整脈の原因となる部分(組織)をカテーテルで焼灼して変性させ、正常なリズムにする治療法である。「経皮的カテーテル心筋焼灼術」が正しい名称であり、カテーテル手術の1つである。

カテーテル・アブレーションの方法

鼠径部などの静脈を穿刺し、そこから複数のカテーテルを心臓に進めて不整脈の原因を調べ、焼灼すべき部位を決める(図17)。次いでアブレーション専用のカテーテルを用いて、不整脈発現の原因組織またはこれに関与する刺激伝導の部位に高周波電流を流して焼灼し(温度は50〜60℃)、不整脈の原因を根治する。

熱を加えるのではなく、冷凍して組織変性を起こさせる冷凍焼灼術(クライオアブレーション)も登場している(亜酸化窒素ガスで−40〜−50℃に冷凍)。この方法は、わが国では発作性心房細動が主な対象となっている。

どちらの方法でもアブレーション後はカテーテルを抜去し、安静にしてカテーテル挿入部位を4〜8時間圧迫止血する。

図17　心房細動のアブレーション時の胸部X線写真

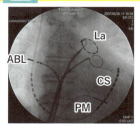

ABL：アブレーション・カテーテル
CS　：冠状静脈洞へ挿入した
　　　 マッピング・カテーテル
La　：リング状マッピング・カテーテル
PM　：ペースメーカー・リード

アブレーション用のカテーテル(図内のABL)は1本で、PM以外の他のカテーテルはすべて心内心電図を記録するためのものである

治療の対象となる不整脈

上室性不整脈(心房細動、心房粗動、発作性上室性頻拍など)および心室性不整脈(心室頻拍、心室期外収縮など)のほとんどがカテーテル・アブレーションの対象である。
これらの不整脈発作が頻回に起こる、または生活習慣の改善や薬物服用の効果が少ない患者では施行を考慮する。抗不整脈薬などの服用を好まないなどの条件を十分に考慮したうえで、施行すべきかどうかを決める。

カテーテル・アブレーションの成功率

不整脈の種類や合併心疾患によって異なるが、不整脈以外に心疾患がなければ、80〜95％以上の成功率が期待できる。ただし、時に再発することがあり、術後も観察が必要である。

カテーテル・アブレーションの合併症

血管や心臓内でカテーテルを操作するため、まれではあるが合併症が起こることがある。カテーテル挿入部の血管の損傷、出血、感染のほか、重篤性の高いものとして脳梗塞、心筋穿孔が起こりうる。

図18 WPW症候群へのカテーテル・アブレーション施行

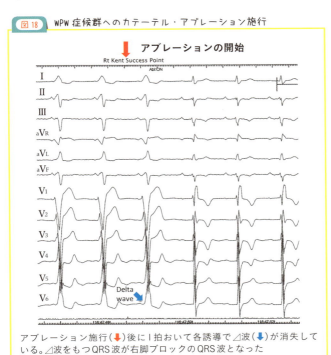

アブレーション施行(⬇)後に1拍おいて各誘導で△波(⬇)が消失している。△波をもつQRS波が右脚ブロックのQRS波となった

一次救命処置（BLS）

Point!
- ▶ 突然の心肺停止に対してただちに行う救急処置
- ▶ 呼吸なしまたは死戦期呼吸の場合はただちに胸骨圧迫（心臓マッサージ）を行う
- ▶ AEDの音声指示に従って処置を行う

● 救命処置の種類
- ・一次救命処置：突然の心肺停止に対してただちに行う
- ・二次救命処置：一次救命処置を行っても蘇生しない場合に行う

救命処置は大きくこの2つに分かれます。

一次救命処置（Basic Life Support：BLS）は、医療施設の外で突然人が倒れた場合などに、ただちに駆け寄って呼びかけ、反応がないときに緊急で行う救命処置である。主に一般市民が現場で行う緊急対処法であるが、救急救命士、看護師、医師でも、薬剤や医療機器がない場所ではまったく同様の対処が行われる（→ P.252 図19）。

一次救命処置のポイント

①呼びかけに反応しない人を発見
- 大声を出して多くの人を呼び集め、指さしで近くの人に119番通報を依頼し、別の人にAEDを探してもってくるよう依頼する。

②呼吸なしまたは死戦期呼吸の場合はただちに胸骨圧迫を行う
- 脈拍の有無よりも呼吸停止を優先して、ただちに胸骨圧迫を行う。
- 胸骨圧迫は、胸壁が沈む深さ5cm以上、速さ100〜120回/分で、休まず継続する。人工呼吸ができる人は胸骨圧迫を30回行ったあと、人工呼吸を2回行い、すぐに胸骨圧迫に戻る。胸骨圧迫の休止をできる限り短時間にすることがポイント。

③AEDが到着したら装着し、音声指示に従う
- AEDによる心電図自動解析が行われ「電気ショックが必要です（必要ありません）」という音声指示が出る。これに従ってショック・ボタンを押す。このとき周囲の者が患者に接触していないかを確認することが大切。

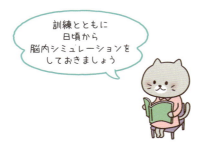

訓練とともに日頃から脳内シミュレーションをしておきましょう

図19 一次救命処置の手順

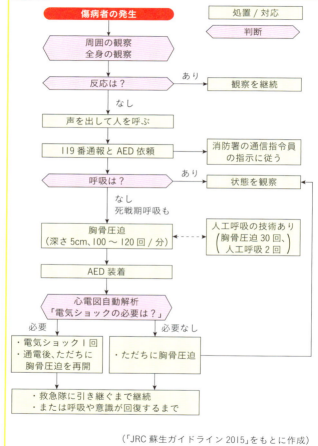

（「JRC 蘇生ガイドライン 2015」をもとに作成）

二次救命処置（ALS）

Point!
- ▶ 一次救命処置が無効な場合に行う緊急処置
- ▶ 胸骨圧迫に薬剤投与などを併用
- ▶ 蘇生術の開始は早ければ早いほどよい

二次救命処置（Advanced Life Support：ALS）とは、一次救命処置を行っても蘇生が得られないときに行う、より高度な緊急処置である。Advanced Cardiovascular Life Support（ACLS）と呼ばれることもある。

胸骨圧迫を継続しつつ原因検索、薬剤投与などを行って救命につなげます

● **二次救命処置のポイント**
胸骨圧迫の中断を最小限にするとともに、電気ショックを適切に施行しながら下記を組み合わせて行う。
　①心停止の原因の探索と是正
　②薬物投与のための静脈路確保
　③血管収縮薬（アドレナリン）の投与
　④抗不整脈薬（アミオダロンなど）の投与
　⑤迅速な気管挿管

蘇生術の開始は1秒でも早く

心肺停止が発現したら、蘇生術の開始は1秒でも早く行うべきである。図20は心肺停止の発現からAEDを含む蘇生術開始までの時間（横軸）と蘇生成功率（縦軸）の関係を示している（Cummins RO.Annals Emerg Med.1989から改変して引用）。胸骨圧迫とAEDをできるだけ早急に行えば、蘇生率は向上する。蘇生術の開始は1分1秒を争うべきである。

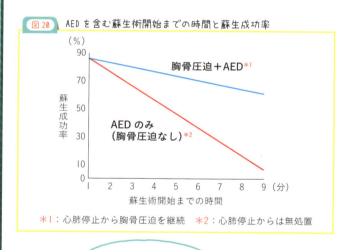

図20　AEDを含む蘇生術開始までの時間と蘇生成功率

＊1：心肺停止から胸骨圧迫を継続　＊2：心肺停止からは無処置

蘇生術開始までの時間が5分だったとすると、成功率は約45％。1分遅れるたびに10％低下し、10分遅れると蘇生率はほぼゼロになります

ちょっと一言 東京マラソンでも大活躍している AED

2018年4月、日本循環器学会と日本AED財団から「スポーツ現場における心臓突然死をゼロに」という提言がなされた。それは、スポーツ中の心臓発作での突然死をなくすため、倒れてから3分以内にAEDが使えるよう、会場やコースにAEDを配置することなどを求めるものである（図20によれば3分以内＝救命率：約65％）。

この提言では、東京マラソンの心臓突然死の救命についても示している。東京マラソンの参加者はおよそ36,000人であるが、これまで12回の大会で合計11人のランナーがマラソン中に心停止に陥っている。ただし、その11人全員が無事に救命。さらに、男性医師21,481人を12年間追跡した米国の研究（Albert CM, et al：NEJM, 2000）では、122人の突然死があり、その14％が運動中、5％が運動後30分以内であった。運動時の突然死の頻度としては142万回の運動で1度という稀な頻度であったが、運動前後1時間の突然死リスクとしては、運動をしていない1時間のリスクと比較して17倍高いとしている。

スポーツ中に心臓発作で倒れた場合、仲間や関係者など一般市民が観察していることが多く、AEDを適切に設置し、適切に使用すれば、高い救命率が得られることになる。

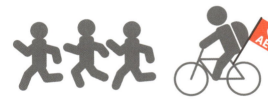

ランナーのあとにAEDを乗せた自転車（またはオートバイ）が並走

では最後のおさらいをしましょう

理解度チェック

P.227 〜 255 のおさらい

Q1
ペースメーカーに関する記述で誤りはどれか。
a. ペーシングとは一定時間、自己心拍がないときに出る刺激である。
b. ペーシングが行われると心電図にはスパイク波形が現れる。
c. センシングとは自己心拍を感知することである。
d. 体外式(一時的)ペースメーカーは本体を体内に設置する。
e. 植込み型(恒久的)ペースメーカーは電極も本体も体内に設置する。

答えは P.258

Q2
植込み型心臓ペースメーカー管理で注意点で誤りはどれか。2つ選べ。
a. ペースメーカー本体周囲の血腫発現
b. ペースメーカー本体周囲の皮膚瘻孔
c. ペースメーカー手帳の常時の携帯
d. 車の運転は禁忌
e. CT検査は禁忌

答えは P.258

Q3
植込み型除細動器(ICD)で正しいのはどれか。
a. 電気ショックは電気的除細動とカルディオバージョンの2種である。
b. 心室頻拍や心室細動を発現防止する機能を有する。
c. ショック時の心内心電図はほとんどが記録保存されない。
d. 心室細動時には抗頻拍ペーシングが行われる。

答えは P.258

Q4 下記の心電図はどのようなペーシングか。

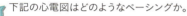

答えは P.258

Q5 下記の心電図はどのようなペーシングか。

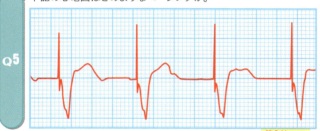

答えは P.258

Q6 下記の心電図はどのようなペーシングか。

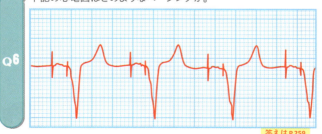

答えは P.259

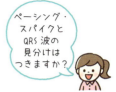

A1 d

A2 d、e

A3 a

A4 心房ペーシング

▼解説

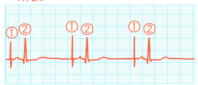

✓ ここをチェック！

① 各P波の直前に鋭い波形（ペーシング・スパイク）を認める。
② P波の0.24秒（6mm）後に必ず正常なQRS波が出現している。
● この心電図だけからではその他のペーシングの有無（心室ペーシングなど）については判断ができない。

A5 心室ペーシング

▼解説

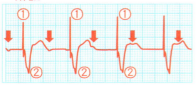

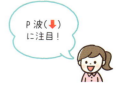

✅ ここをチェック！

① 各QRS波の直前に鋭い波形（ペーシング・スパイク）を認める。
② その直後に幅広のQRS波が続いている。
● P波（⬇）がまったく無関係に出現しており、完全房室ブロックが基礎にあると推測できる。

A6 DDDペーシング

▼解説

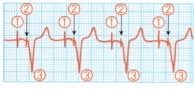

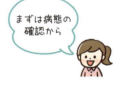

まずは病態の確認から

✅ ここをチェック！

① 心房をペーシング。この①のあとにP波が出ている。
② スパイク（①）から4mm（0.16秒）後にスパイク②があり、これのあとにQRS波が出ている。すなわち、②は心室ペーシング・スパイクである。
③ スパイク②の直後に③のQRS波が出ている。スパイク②による心室ペーシングのため幅広のQRS波である。

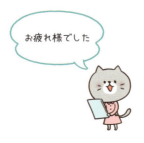

お疲れ様でした

ちょっと一言 医療の進歩はさらに加速

心電図学はアイントーベン（1860 ～ 1927 年）から始まって、すでに完成した学問だとも言われるが、医学・医療の進歩に相まって、今も発展し続けている。モニター心電図も同様で、医学・医療の進歩は著しい。

①医学・医療の知識・情報は、すさまじい勢いで増え続けている

ある統計学者が医学知識・情報が 2 倍になるのに要する期間を算出した（Densen P:Trans Am Clin Climatol Assoc. 2011）。それによると、医学知識・情報が 2 倍になるのに要する期間は、1950 年頃には 50 年、1980 年は 7 年、2010 年は 3.5 年であったのに対し、2020 年には 0.2 年になるということである（**表4**）。

この通りだとすれば、2020 年には 3 カ月以内に医学・医療の情報が 2 倍になってしまうことになる。このスピードに追いついて、知識・情報を獲得することは至難の業である。それでも医療に携わる人は、膨大な情報の中から必要不可欠なものをピックアップして自分のものにしなければならない。

②脳梗塞の原因として新しい概念が登場

脳梗塞の原因は①動脈硬化を主因とする動脈閉塞、②心房細動による塞栓症、が多数を占めているが、それでも 1/3 は原因不明であり、「潜因性脳梗塞」と呼ばれる。

潜因性脳梗塞の多くは塞栓によると考えられ、その原因として無症候性心房細動が疑われている。しかし、脳梗塞を発症して数年以内に心房細動が見つかるのは 1/3 に満たない。そこで心房細動ではなく、心房の器質的異常が存在し、これが血栓塞栓症を起こすと考えられるようになった。その疾患は「Atrial Cardiopathy」（邦訳はないが「心房異常筋症」とでも訳すべきか）と呼ばれ、心房には異常な心房基質（abnormal atrial substrate）が存在し、左房の心内膜は血栓をきたしやすい病態をもつとされる（Kamel H, et al:Stroke. 2018, Cerasuolo JO, et al:Curr Opin Neurol. 2017）。

心房に異常があれば、心電図にも異常が出るはずである。今後、どのような心電図異常が発見されるのであろうか。

表4 医学の知識・情報が 2 倍になるのに要する時間

西暦	医学の知識・情報が2倍になるのに要する時間
1950 年	50 年
1980 年	7 年
2010 年	3.5 年
2020 年	0.2 年（予想）

参考図書

『マリオット臨床心電図(第9版)』
(Galen S. Wagner著, 村松 準 監訳／医学書院エムワイダブリュー, 1995年)

『今さら聞けないモニター心電図』(三宅良彦 著／照林社, 2001年)

『図解心電図学 ―心電図読み方のコツ―(改訂第12版)』
(Mervin J. Goldman 著, 吉利 和, 宮下英夫 訳／金芳堂, 2004年)

『かんたんマスター モニター心電図』
(三宅良彦 著／照林社, 2008年)

『心電図mini note』
(三宅良彦 監修／学研メディカル秀潤社, 2013年)

『ねじ子とパン太郎のモニター心電図(改訂版)』
(大上丈彦, 森皆ねじ子 著／エム・エム・エス, 2017年)

『Electrocardiography A to Z―心電図のリズムと波を見極める;日本医師会雑誌 第144巻特別号(2)』
(磯部光章, 奥村 謙 監修／日本医師会, 2015年)

『はじめてでも使いこなせる すぐ動ける 心電図デビュー』
(三宅良彦 編／学研メディカル秀潤社, 2013年)

頻出略語一覧

よく使います

用語・略語	欧 文	和 文
エーエーアイ A A I	atrium atrium inhibit pacing	心房抑制型 心房ペーシング
エー(シー)エルエス A(C)LS	advanced（cardiovascular）life support	二次救命処置
エーイーディー A E D	automated external defibrillator	自動体外式除細動器
エーエフ A F	atrial flutter	心房粗動
エーエフ A f	atrial fibrillation	心房細動
エーエムアイ A M I	acute myocardial infarction	急性心筋梗塞
エービーシー A P C	atrial premature contraction	心房期外収縮
エーブイ　ブロック A V block	atrioventricular block	房室ブロック
エーブイ　ノード A V node	atrioventricular node	房室結節
ビービービー B B B	bundle branch block	脚ブロック
ビーエルエス B L S	basic life support	一次救命処置
ブラディ brady	bradycardia	徐脈

用語・略語	欧文	和文
CPA シーピーエー	cardiopulmonary arrest	心肺停止
CPR シーピーアール	cardiopulmonary resuscitation	心肺蘇生
CS シーエス	coronary sinus	冠状静脈洞
DC(shock) ディーシー	direct current shock	直流除細動
DCM ディーシーエム	dilated cardiomyopathy	拡張型心筋症
DDD(pacing) ディーディーディー	double double double	DDD ペーシング
DF デフ	defibrillator	除細動器
DNR ディーエヌアール	do not resuscitate	蘇生措置拒否
DOAC ドアック	direct oral anticoagulants	直接経口抗凝固薬
ECG イーシージー	electrocardiogram	心電図
EF イーエフ	ejection fraction	駆出率
EPS イービーエス	electrophysiological study	心臓電気生理検査
HCM エイチシーエム	hypertrophic cardiomyopathy	肥大型心筋症
HR エイチアール (ハートレート)	heart rate	心拍数
ICD アイシーディー	implantable cardiovertere defibrillator	植込み型除細動器

263

用語・略語	欧 文	和 文
アイエイチディー IHD	ischemic heart disease	虚血性心疾患
アイエルアール ILR	implantable loop recorder	植込み型 ループレコーダー
アイブイシー IVC	inferior vena cava	下大静脈
エルエー LA	left atrium	左心房
エルビービービー LBBB	left bundle branch block	左脚ブロック
ノアック NOAC	novel oral anticoagulants	新規経口抗凝固薬
オーエムアイ OMI	old myocardial infarction	陳旧性心筋梗塞
ピーエーシー PAC	premature atrial contraction	心房期外収縮
パフ Paf	paroxysmal atrial fibrillation	発作性心房細動
ピーシーアイ PCI	percutaneous coronary intervention	経皮的冠動脈形成術
ピーイーエー PEA	pulseless electrical activity	無脈性電気活動
ピーエスブイティー PSVT	paroxysmal supraventricular tachycardia	発作性上室頻拍
ピーブイシー PVC	premature ventricular contraction	心室期外収縮
アールエー RA	right atrium	右心房
アールビービービー RBBB	right bundle branch block	右脚ブロック

用語・略語	欧文	和文
SA block エスエー ブロック	sinoatrial block	洞房ブロック
SA node エスエー ノード	sinoatrial node	洞房結節
SAS サス	sleep apnea syndrome	睡眠時無呼吸症候群
SSS エスエスエス (スリーエス)	sick sinus syndrome	洞不全症候群
SVC エスブイシー	supeiror vena cava	上大静脈
SVPC エスブイピーシー	supraventricular premature contraction	上室期外収縮
S V T エスブイティー	supraventricular tachycardia	上室頻拍
tachy タキ	tachycardia	頻拍
TAVI タビー	transcatheter aortic valve implantation	経カテーテル 大動脈弁植込み術
TdP ティーディービー	torsades de pointes	トルサード・ド・ ポアンツ型心室頻拍
V F ブイエフ	ventricular flutter	心室粗動
V f ブイエフ	ventricular fibrillation	心室細動
VPC ブイピーシー	ventricular premature contraction	心室期外収縮
V T ブイティー	ventricular tachycardia	心室頻拍
VVI(pacing) ブイブイアイ	ventricle ventricle inhibit	心室抑制型 心室ペーシング

ふろく

頻出略語一覧

265

索引

数字・アルファベット

I度房室ブロック	140
3度房室ブロック	12, 146
II類似誘導	60
AAI	236
ACLS	253
AED	224, 251
Af	126
AF	129
ALS	253
ATP	245
Bazett式	48
BLS	250
CC$_5$誘導	61
CM$_5$誘導	60
coved型ST上昇	183
DDDペースメーカー	230, 243
f波	126
F波	129
ICD	244
ILR	76

J波	80
Lown分類	101
NASA誘導	60
PAC	95
PEA	116
PQ時間	37, 45
PQ間隔	37, 45
PSVT	122
PVC	100
P波	36, 38
QRS波	36, 39, 173
QRS波センシング	238
QTc間隔	48
QT延長	47
QT時間	37, 47, 190
QT延長	191, 209
QT延長症候群	192
QT間隔	37, 47, 190
QT短縮	194
R on T型心室(性)期外収縮	15, 104
RR間隔	18, 20, 52

saddle back 型 ST 上昇	183
SpO$_2$	53
SSS	132
ST 下降	46, 177, 178
ST 上昇	46, 177, 179
ST 部分	36, 46, 177
SVPC	95
T 波	36, 42, 185
U 波	36, 44, 196
V$_1$ 近似誘導	61
VF	113
VPC	100
VT	105
VVI	237, 238
WPW 症候群	12, 124, 150
Δ 波	150

あ行

アース	58
アーチファクト	11, 163
アシュネル反射	208
アダムス・ストークス発作	133, 147
アトロピン	215
アミオダロン	212
アラーム	17, 62

アンダー・センシング	240, 242
イソプロテレノール	215
一次救命処置	250
一時的ペースメーカー	229
移動用モニター	58
陰極	58
インスリン	200
陰性 U 波	44, 198
植込み型除細動器	244
植込み型ペースメーカー	230
植込み型ループ式心電計	76
ウェンケバッハ型 2 度房室ブロック	142
ヴォーン・ウィリアムズ分類	210
右脚	32
右脚ブロック	157
右心系負荷	188
エコノミークラス症候群	189
黄視症	213
オーバー・センシング	240, 243

か行

回帰	124
回帰頻拍	153
描き出し	62
活動電位	211

ふろく

索引

267

カテーテル・アブレーション ……… 247

カルディオバージョン ……… 223

眼球圧迫法 ……… 208

完全右脚ブロック ……… 157

完全左脚ブロック ……… 158

完全房室ブロック
……… 12, 146, 157

貫壁性心筋梗塞 ……… 182

冠攣縮性狭心症 ……… 179

基線 ……… 30, 36

脚ブロック ……… 156

救急カート ……… 25

急性心筋梗塞 ……… 180, 182

胸骨圧迫 ……… 24, 251

強心作用 ……… 213

狭心症 ……… 178

虚血性ST偏位 ……… 60

記録紙 ……… 29

緊急処置 ……… 24

筋電図 ……… 165

クライオアブレーション ……… 247

頸動脈洞マッサージ ……… 208

警報 ……… 62

外科的治療 ……… 25

血圧 ……… 53

血小板凝集抑制薬 ……… 216

血栓溶解薬 ……… 216

ケント束 ……… 152

恒久的ペースメーカー ……… 230

抗凝固薬 ……… 216

抗血栓薬 ……… 216

抗頻拍ペーシング ……… 245

抗不整脈薬 ……… 25, 209

呼吸数 ……… 53

呼吸性不整脈 ……… 83, 86

呼吸波 ……… 53

骨折 ……… 188

さ行

再分極 ……… 67

左脚 ……… 32

左脚ブロック ……… 159

ジギタリス ……… 213

ジギタリス中毒 ……… 213

刺激伝導系 ……… 32

死戦期呼吸 ……… 251

失神 ……… 147

自転車エルゴメーター ……… 75

自動体外式除細動器 ……… 224

重篤不整脈 ……… 22

上室(性)期外収縮 ……… 95	心房細動 ……… 14, 126, 223
ショートラン ……… 106	心房性期外収縮 ……… 95
徐脈頻脈症候群 ……… 13, 136	心房粗動 ……… 14, 129
心筋細胞 ……… 65, 211	心房ペーシング ……… 229, 236
心腔内心電図 ……… 77	心房ペーシング・スパイク ……… 239
人工呼吸 ……… 24, 251	スパイク ……… 227
心室 ……… 32	正常ST偏位 ……… 183
心室細動	正常洞調律 ……… 82
……… 10, 113, 165, 192, 246	正常波形 ……… 36
心室(性)期外収縮 ……… 14, 100	潜在性WPW症候群 ……… 152
心室頻拍 ……… 10, 105, 245	センシング ……… 228
心室ペーシング ……… 229, 237, 238	先天性QT延長症候群 ……… 193
心室ペーシング・スパイク ……… 239	先天性QT短縮症候群 ……… 195
侵襲的治療 ……… 25	セントラル・モニター ……… 56
心静止 ……… 10, 118	双極aV_F誘導 ……… 61
心臓振盪 ……… 115	双極誘導法 ……… 74
心臓ペースメーカー ……… 147, 227	送信器 ……… 58
心臓マッサージ ……… 24	蘇生術 ……… 254
心停止 ……… 16, 106, 114, 119	
心電計 ……… 31	**た行**
心電図 ……… 28, 53, 73	体外式ペースメーカー ……… 25, 229
心内心電図 ……… 77	体動 ……… 11, 165
心肺停止 ……… 250, 254	多形性心室(性)期外収縮
心拍数 ……… 49, 53	……… 14, 102
心房 ……… 32	多形性心室頻拍 ……… 109

ふろく

索引

多源性心室（性）期外収縮 ········ 14, 102

脱分極 ································· 67

単極誘導法 ························· 74

低電位（差） ······················· 174

電気的除細動 ····················· 219

デルタ波 ··························· 150

電位変化 ··························· 66

電気ショック ·········· 25, 219, 246

電気的除細動 ·············· 25, 246

電気的除細動器 ·················· 220

電極 ································· 58

電極外れ ······················ 11, 167

電極リード ························ 228

伝導比 ···························· 131

動悸 ······························ 123

同期 ······························ 221

洞結節 ···························· 32

洞性徐脈 ·························· 90

洞性頻脈 ·························· 87

洞性不整脈 ························ 86

導線 ······························ 228

洞停止 ························ 13, 134

洞不全症候群 ···················· 132

洞房ブロック ················ 13, 135

動脈血酸素飽和度 ················ 53

動脈波 ···························· 53

トルサード・ド・ポアンツ ····· 108

トルサード・ド・ポアンツ型
心室頻拍 ························· 192

トレッドミル負荷 ················ 75

な行

波 ································ 30

二次救命処置 ···················· 253

二次性 QT 延長症候群 ··········· 193

二次性 QT 短縮症候群 ··········· 195

ニフェカラント ·················· 212

は行

肺血栓塞栓症 ···················· 188

バゼット式 ························ 48

パッド ···························· 220

パドル ···························· 220

歯みがき ······················ 11, 166

半減期 ···························· 212

ヒス束 ···························· 32

非同期 ···························· 221

標準 12 誘導心電図 ·············· 74

病態 ······························ 22

貧乏ゆすり ························ 166

不応期 ···························· 98

負荷心電図 75	無脈性心室頻拍 106
不完全右脚ブロック 157	無脈性電気活動 116
副交感神経刺激法 207	迷走神経刺激法 207
ブルガダ症候群 183	モニター 55
プルキンエ線維 32	モニター心電図 53
振れ 30	モビッツ I 型 143
分極 67	モビッツ II 型 2 度房室ブロック 144
ペーシング 227	
ペーシング・コード 233	

や行

ペーシング・スパイク 227	誘導法 60
ペーシング不全 241	陽極 58
ベッドサイド・モニター 57	陽性 U 波 44, 197
房室解離 147	
房室結節 32	

ら行

房室結節リエントリー性頻拍 125	リエントリー 124
房室伝導 147	リエントリー頻拍 153
房室ブロック 141	リズムコントロール 216
補正 QT 間隔 48	リドカイン 212
発作性上室頻拍 12, 122, 153	ルーベンシュタイン分類 132
発作性心房細動 12, 154	冷凍焼灼術 247
ホルター心電図 76	レートコントロール 216
	労作狭心症 178

ま行

マクロリエントリー回路 124	
ミクロリエントリー回路 125	

わ行

ワルファリン 218

271

●著者

三宅（みやけ） 良彦（ふみひこ）

1972年、東京慈恵会医科大学卒業し、国立東京第二病院（現・国立病院機構東京医療センター）にて初期臨床研修（内科）。1987年、聖マリアンナ医科大学第二内科学助教授、2001年、同大学循環器内科教授。2008年、同大学附属大学病院病院長、2011年、同大学学長（2017年3月まで）。2017年、同大学名誉教授、副理事長。

●デザイン／宮崎萌美（マルプデザイン）
●イラスト／成瀬瞳
●編集協力／ビーコムプラス
●編集担当／柳沢裕子（ナツメ出版企画）

ナツメ社Webサイト
https://www.natsume.co.jp
書籍の最新情報（正誤情報を含む）はナツメ社Webサイトをご覧ください。

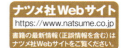

本書に関するお問い合わせは、書名･発行日･該当ページを明記の上、下記のいずれかの方法にてお送りください。電話でのお問い合わせはお受けしておりません。
・ナツメ社webサイトの問い合わせフォーム
https://www.natsume.co.jp/contact
・FAX（03-3291-1305）
・郵送（下記、ナツメ出版企画株式会社宛て）
なお、回答までに日にちをいただく場合があります。正誤のお問い合わせ以外の書籍内容に関する解説･個別の相談は行っておりません。あらかじめご了承ください。

一瞬（いっしゅん）で読（よ）める！ モニター心電図（しんでんず）

2018年12月3日 初版発行
2023年 6月1日 第5刷発行

著　者　三宅良彦（みやけふみひこ）
©Miyake Fumihiko, 2018
発行者　田村正隆

発行所　株式会社ナツメ社
東京都千代田区神田神保町1-52　ナツメ社ビル1F（〒101-0051）
電話　03（3291）1257（代表）　FAX　03（3291）5761
振替　00130-1-58661

制　作　ナツメ出版企画株式会社
東京都千代田区神田神保町1-52　ナツメ社ビル3F（〒101-0051）
電話　03（3295）3921（代表）

印刷所　ラン印刷社

ISBN978-4-8163-6554-6　Printed in Japan

〈定価はカバーに表示してあります〉〈落丁・乱丁本はお取り替えします〉

本書の一部または全部を著作権法で定められている範囲を超え、ナツメ出版企画株式会社に無断で複写、複製、転載、データファイル化することを禁じます。